健康中国医学科普丛书

陈孝平○总

肺癌的防治与康复

伍钢○主审　　董晓荣○主编

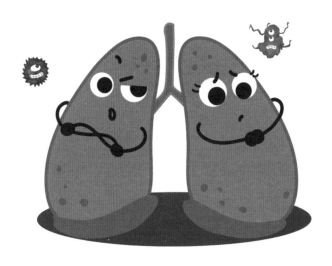

长江出版传媒

湖北科学技术出版社

图书在版编目(CIP)数据

肺癌的防治与康复 / 董晓荣主编.— 武汉:湖北科学技术出版社，2020.6
ISBN 978-7-5706-0761-7

Ⅰ.①肺… Ⅱ.①董… Ⅲ.①肺癌－防治 ②肺癌－康复
Ⅳ.①R734.2

中国版本图书馆 CIP 数据核字(2019)第 200470 号

FEIAI DE FANGZHI YU KANGFU

责任编辑:冯友仁　程玉珊　　　　　　　　　　封面设计:胡　博

出版发行:湖北科学技术出版社　　　　　　电话:027－87679447
地　　址:武汉市雄楚大街 268 号　　　　　邮编:430070
　　　　　(湖北出版文化城 B 座 13－14 层)
网　　址:http://www.hbstp.com.cn

印　　刷:武汉图物印刷有限公司　　　　　　　　　邮编:430071

880×1230　　　　　1/32　　　　4 印张　　　　100 千字
2020 年 6 月第 1 版　　　　　　　2020 年 6 月第 1 次印刷
　　　　　　　　　　　　　　　　　　　　定价:35.00 元

《肺癌的防治与康复》

编 委 会

健康中国医学科普丛书

（华中科技大学同济医学院附属协和医院版）

编　委　会

名誉主编　张　玉　胡　豫

总 策 划　夏家红　彭义香　孙　晖

审　　校　王继亮　涂晓晨

编　　辑　聂文闻　张　玮

序言

上古时代，巫医同源。医学从诞生之初，就充满神秘色彩。随着现代学术体系的建立，理论知识日新月异，医学更成了一门深奥的学问。生老病死偏偏是每个人无法选择的宿命。如此错位造就了大众对医学知识历久弥新的饥饿感。而这，正是医学科普存在的前提。

华中科技大学同济医学院附属协和医院有重视医学科普的优良传统。我们的老一辈专家，如著名医学家管汉屏教授、于光元教授、朱通伯教授等，都曾撰写过科普文章，受到群众欢迎。早在20年前，我们就成立了覆盖全院的学科宣传员队伍，沟通全院的科普宣传工作。进入新时代，医学科普面临的受众和传播手段都发生巨大变化，协和医院的科普工作同样与时俱进。我们在官方微信号上开辟科普专栏，普及常识，纠正误解，深受群众欢迎；我们在全国率先举办微信科普大赛，领一时风气之先；我们还加大与相关媒体合作，陆续向社会推出了多期科普节目。此次医学科普丛书的出版，标志着华中科技大学同济医学院附属协和医院医学科普的又一创举。

此套丛书涵盖儿科、骨科、眼科、肿瘤、胃肠、泌外等多个学科，将分批出版发行。成书的主要原则，是既要贴近群众生活，答疑解惑，具备很强的指导性；又要生动活泼，形式多样，具备很好的可读性。具体说来，有下面4个特点。

1. 贴心——答病人之所想

做医学科普，关键是要换位思考，与病人高度共情。唯有如此，才能做到答病人之所想，急病人之所急。本套丛书从策划初始即坚守这一原则，在选题挑选时力求贴近就医实际，从困扰绝大多数病人的普遍性问题着手。我们希望，本套丛书不仅能解决病人的一些实际疑惑，而且能传递出医护人员的一份人文关怀和精神慰藉。

2. 真实——与虚假信息争夺话语权

在现今网络时代，看似人们获得信息的途径越来越多，越来越快捷，但面对庞大数据如何鉴别、筛选，从而获得真实、可靠的信息又成为一大难题。尤其是当病人通过网络寻医问药时，这种问题更是十分突出。有鉴于此，本套丛书中特别重视澄清一些流行性的误解，不让病人被虚假信息蒙蔽，力争用专业素养提供最真实的健康知识。

3. 好懂——说病人听得懂的话

医学科普需要用通俗易懂的语言为非专业人士讲述医学问题，让他们能够理解并接受，这不仅需要深入理解医学，更需要提炼语言风格与写作技巧。本套丛书语言通俗平易，且普遍配有精美插图，就是为了做到易读、易懂、易传播。

4. 权威——遵循国内外规范、紧跟学术前沿进展

全套丛书中，从医学基础知识到疾病诊断、分期，再到治疗方法，都遵循行业国际、国内规范，紧跟前沿进展。医学发展日新月异，本丛书特别注重对这些新进展的讲述，给病人带去新的希望和方法。医院办科普，既是顺应医学发展的规律，也是职责所在。希望我们的呼吁，能够唤醒群众的健康管理意识；希望我们的专业，能够提高群众的健康管理能力；更希望我们的真诚，能够帮助群众理解医学与医生，助力和谐医患关系的建立。希望本套丛书能够成为读者朋友们的良师益友，如果您能将它推荐给家人和朋友，那就是对他们最好的关爱，也是对我们最大的褒奖。

前　言

　　人生这条路上我们总会遇到三灾六难五劳七伤，生点小病实属常见，但随着我国人均寿命的延长，各类癌症的发病率也在上升，尤其是发病率和死亡率位居第一位的肺癌。越来越多的病人和家庭加入到抗癌大军之中，对每一个癌症病人而言，都希望能够遇到权威专家作为抗癌道路上的引路人给予精神上的关怀和治疗上的规范指导。前者体现医学的人文精神，需要一颗仁心；后者则需要医学知识及经验的积累，能够对病情的发展趋势及治疗方案的选择做出正确的判断。既要避免治疗不足而延误病情，又要避免过度治疗而浪费医疗资源。而这两者都需要医患之间有良好的沟通，方能促进一个规范化及精准化的治疗方案的产生。

　　由胸部肿瘤科的医生通过门诊答疑及多年临床经验汇集了一些肺癌病人最关心、最想了解和最想知道答案的问题，经过多次提炼、修改，最终完成该书的编撰。本书通过配图解说以通俗易懂的方式叙述肺癌的发生、发展及预防方法，详细解答肺癌病理学诊断的必要性，最重要的是深入浅出地介绍了肺癌日新月异的治疗方法。同时介绍了治疗过程中可能出现的不能耐受的毒副反应及处理措施，以期读者通过阅读《肺癌的防治与康复》这本书，对肺癌从初步认识到深入了解，从而促进医患无障碍交流，共同选择一个最佳的治疗和康复方案。

最后想说的是，医术既是仁术，也是技术、艺术。作为医生，救死扶伤是使命，传播疾病防控知识也是义务。由衷感谢胸部肿瘤科的同事们在百忙中编写了本书，同时也感谢我们的病友们，是你们与疾病抗争的精神，对生命尊重的勇气，激励我们与你们伴行，迈向人类征服癌症的光明未来。

华中科技大学同济医学院附属协和医院肿瘤中心主任

中国医师协会肿瘤放射治疗医师分会副会长

湖北省医学会肿瘤放射治疗分会主任委员

中国医促会肿瘤放疗专业委员会副主委

2020 年 2 月

目 录

第三章 肺癌的外科治疗

第四章 肺癌的化疗

第五章　肺癌的抗血管生成治疗

第六章　肺癌的靶向治疗

第七章　肺癌的免疫治疗

第八章　肺癌的放疗

第十二章 小细胞肺癌的治疗

第十三章 肺癌的健康生活

第一章

肺癌的基础知识

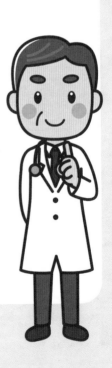

1. 肺的解剖和功能如何？

肺是人体的呼吸器官，由各级支气管和肺泡组成，位于胸廓围成的胸腔内，由海绵状的弹性组织构成，可随呼吸伸展和收缩。左右两肺由胸部中央的纵隔分开，分别位于胸腔两侧。肺由被称为裂的深沟分成几部分，每部分各为一个肺叶，左肺由斜裂分为上、下两个肺叶；右肺由两个裂将其分为上、中、下三个肺叶。空气通过气管和支气管进入到肺，气管在胸部分为左、右主支气管，主支气管进入肺门后再进一步分支呈树枝状结构。

肺的主要功能是进行气体交换，吸气时为人体提供必需的氧气，呼气时将人体产生的二氧化碳排出体外。

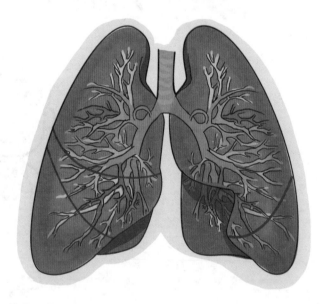

肺的结构

2. 肺癌在我国和全世界的发病情况怎么样？

2018 年,国际癌症研究机构(IARC)发布了全球癌症负担状况评估报告,预计 2018 年全球将有 1810 万新发癌症病例和 960 万癌症死亡病例。肺癌是肿瘤中发病率最高的,发病人数为 209 万,占癌症总发病人数的 11.6%。肺癌死亡率也居于恶性肿瘤的首位,死亡人数为 176 万,占癌症总死亡人数的 18.4%。在男性中,肺癌是发病率最高和死亡率最高的恶性肿瘤。在女性中,肺癌是死亡率第二的恶性肿瘤。

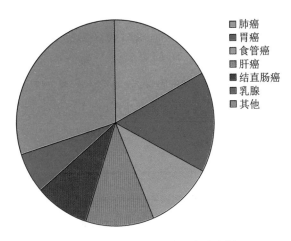

2015 年我国各种恶性肿瘤发病比例

中国恶性肿瘤新发病例与死亡病例分别约占全球新发病例与死亡病例的 21.8% 和 27%,在统计的 180 多个国家和地区中,发病率和死亡率处于中等偏上水平。由于人口老龄化、空气污染及吸烟等原因,我国肺癌的发病率及死亡率居高不下。2015年我国肺癌新发病例和死亡病例分别占全部肿瘤新发病例和死亡病例的17.1%和21.7%,在我国恶性肿瘤发病率及死亡率位居首位,严重威胁人们的健康。

 3. 肺癌的病因有哪些?吸烟和肺癌的关系如何?

肺癌具体的病因和发病机制尚未完全明确,但通常认为与下列因素有关。

(1)吸烟:肺癌的主要风险因素是吸烟,小细胞肺癌和肺鳞癌的发病率与吸烟密切相关。香烟中至少含有300种以上的化学物质,而其中苯并芘等40多种物质具有潜在致癌作用。长期及大量吸烟者患肺癌的风险更高,吸烟者肺癌的发病风险是非吸烟者的13倍。如果自己不吸烟,但经常暴露于他人吸烟的环境中(称为吸二手烟),也会增加患肺癌的危险。

(2)空气污染:包括室外大气污染和室内空气污染。目前肺癌的发病率日益增高,重要的原因之一是全球工业化的发展,汽车尾气、$PM_{2.5}$颗粒、煤和石油等化石燃料释放出的大量氮氧化物等使得大气污染日益严重。室内空气污染包括燃煤产生的气体和烟尘、装修产生的有害气体、烹饪时产生的油烟等。

(3)职业因素:建筑业、石棉矿开采、绝缘材料加工等职业接触石棉物质,而石棉是公认的致癌物质,接触者肺癌和胸膜间皮瘤的发病率明显增高。此外致癌性工业化学物质还包括砷、铬、镍、煤焦油、芥子气、二氯甲醚、烟草的加热产物及铀、镭等放射性物质衰变时产生的氡,以及电离辐射和微波辐射等。

（4）基因改变：原癌基因的活化、抑癌基因的失活等可诱发细胞的恶性转化和不可逆的基因改变，从而导致细胞生长失控和癌症的发生。具体的一些机制尚未完全明确，目前仍在进一步研究中。

（5）肺部基础疾病：患有慢性肺部疾病、肺结核、矽肺、尘肺等发生肺癌的风险更高。

（6）其他因素：如不良的饮食和生活习惯，较少食用含β胡萝卜素、维生素的蔬菜和水果，肺癌发生的风险更高。

下面再谈谈吸烟和肺癌的关系。吸烟是肺癌的高危因素，大多数肺癌与吸烟有关。烟雾中的苯并芘、尼古丁、亚硝胺和少量放射性元素钋等均有致癌作用。而且吸烟者不仅损害自己的健康，二手烟的污染也会危害到与吸烟者共同生活的人。通常采用吸烟指数来判断一个人患肺癌的风险，吸烟指数就是每天吸烟的平均支数乘以吸烟的烟龄，如平均每天吸 20 支烟，吸 20 年时间，吸烟指数即为 400，吸烟指数大于 400 的人为发生肺癌的高危人群。

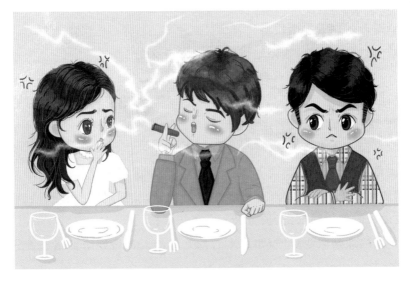

吸烟危害自己及他人健康

4. 肺癌是怎样发生的?

肺癌是起源于支气管上皮的恶性肿瘤,也叫原发性支气管肺癌。支气管是管状结构,管腔内被覆着一层上皮,这部分上皮细胞在致癌因素的作用下发生癌变,癌变的细胞持续异常增殖成为肿瘤。随着时间的推移,肿瘤逐渐长大,甚至扩散、转移到淋巴结和全身其他组织器官。需要注意的是,从别的器官转移到肺的肿瘤不能叫作肺癌,只能叫作肺转移瘤,肺癌和肺转移瘤在治疗方案上也不同。

 5. 肺癌如何预防?

目前还没有药物或疫苗能预防肺癌。癌症的预防分为三级预防,一级预防是针对病因的干预;二级预防是早期发现、早期诊断及早期治疗;三级预防是对已确诊的肺癌病人采取措施,进行综合治疗,改善病人生活质量。

1)病因干预。通俗地讲就是"防患于未然"。

(1)控制吸烟是首要措施,包括戒烟、远离二手烟。国外有研究证明戒烟能明显降低肺癌的发生率,且戒烟越早肺癌发病率越低。如果自己不吸烟,也要主动远离二手烟的环境。

(2)改善空气质量,减少工业污染性气体和烟尘的排放。在雾霾、重度污染的时候,尽量减少室外活动特别是剧烈运动,如需外出要佩戴口罩。选用环保型室内装修材料,加强室内的有效通风,在做饭时使用油烟机,预防吸入有害气体。

(3)加强职业防护,如从事石棉工作的人员做好防护措施并定期体检。

（4）保持良好的生活习惯，对自己的健康负责。经常熬夜、缺乏锻炼，会导致机体的免疫力下降，增加患病风险，因此要加强身体锻炼、规律作息、保持心情愉悦。尽量做到健康饮食，少吃烧烤及腌制等不健康的食物，多吃绿色蔬菜和水果。不要去相信一些虚假的广告宣传或滥用保健品。

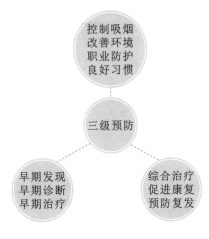

肺癌的三级预防

2）早期发现、早期诊断及早期治疗。提高健康意识，定期体检，警惕出现的一些可能与肺癌相关的症状，及时前往医院就诊咨询。对于肺癌高危人群，可采用低剂量螺旋CT进行筛查，如有异常再做进一步检查。如果确诊肺癌后应及时治疗，延缓、防止病情发展。

3）三级预防是对肺癌病人进行综合治疗，并进行心理、营养和锻炼等方面的指导，防止肺癌的复发和转移，提高病人的生存率和生活质量。病人需要积极配合医生治疗，切忌听信偏方或游医，错失治疗机会。

6. 肺癌有哪些早期症状？如何早期发现和初步诊断？

　　早期肺癌通常没有任何症状，大多在 X 线胸片或胸部 CT 检查时发现。部分病人表现为咳嗽、咳痰、痰中带血等，易误认为感冒。肺癌预后差，我国肺癌的 5 年生存率仅为 16%，其原因主要是多数病人发现时已为晚期，失去了手术治疗机会。因此，肺癌的早期诊断和早期治疗至关重要。

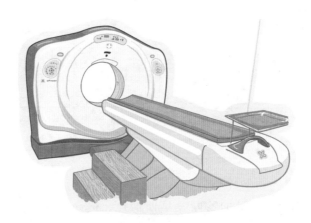

低剂量螺旋 CT

　　低剂量螺旋 CT 检查是及早发现肺癌的重要筛查手段，比胸部 X 线更加准确，同时低剂量 CT 的辐射剂量也较低。在美国开展的一项试验显示，对肺癌高危人群进行低剂量 CT 筛查，能使肺癌病人的死亡率相对于普通 X 线检查降低约 20%。2018 年《中国肺癌低剂量螺旋 CT 筛查指南》建议进行胸部低剂量螺旋 CT 筛查的人包括：①年龄介于 50～74 岁的吸烟者，至少有"20 包年"（平均每天吸 20 支烟，吸 20 年时间）吸烟史；②某些肺癌高发地区有其他重要的危险因素,如无通风或通风较差室内燃煤年数≥15年、有10年或更长的坑下作业或冶炼史,也可作为筛选高危人群的条件。建议高危人群每年做一次胸部低剂量螺旋CT筛查。如胸部CT发现可疑肺癌结节,建议到胸外科或肿瘤科门诊就诊,根据医生的建议进一步诊治。

7. 肺癌的临床表现有哪些?

肺癌的临床表现复杂多样,了解肺癌的常见症状,有利于肺癌的早期发现、早期诊断及早期治疗。

1)局部症状如下。

(1)咳嗽:最常见的初发症状。因肿瘤大小、位置不同可表现为干咳、阵咳、带喘鸣音的咳嗽及带金属音的咳嗽。

(2)痰中带血或咯血:表现为反复少量的痰中带血或少量咯血,偶尔也会出现难以控制的大咯血。

(3)胸痛:常表现为胸部隐痛,当肿瘤累及胸膜或胸壁时可导致持续、剧烈的胸痛。

(4)胸闷、气短:可因出现支气管梗阻、肺感染、肺不张或胸水等导致不同程度的气短。

(5)声音嘶哑:当肿瘤侵犯喉返神经时可引起声音嘶哑。

(6)吞咽困难:肺癌转移至纵隔淋巴结,侵犯、压迫食管引起进食困难。

(7)锁骨上淋巴结肿大:肺癌可转移至淋巴结,常转移的体表淋巴结是锁骨上淋巴结,在锁骨上窝可触摸到质地较硬、无压痛、活动性差的包块。

2）全身症状如下。

（1）发热：因支气管梗阻、分泌物淤滞而引发不同程度的阻塞性炎症，导致发热。另外肿瘤坏死组织被机体吸收，还可以导致癌性发热。

（2）消瘦和恶病质：肺癌晚期由于感染、疼痛、食欲减退等，可引起严重的消瘦、贫血和恶病质。

3）肺癌远处转移后导致的症状。肺癌可转移至骨骼、脑和肾上腺等。如果肺癌在上述部位发生转移则常常会引起相应部位的症状。如转移至脑可引起头痛、头晕、恶心、呕吐及偏瘫等；骨转移可造成骨痛等。

4）副肿瘤综合征：少数肺癌，由于肿瘤产生内分泌性物质，临床上呈现非转移性的全身症状。

（1）肺性肥大性骨关节病：主要表现为杵状指、关节痛、骨膜增生等。

（2）抗利尿激素分泌异常综合征：主要临床特点为低钠血症，多见于小细胞肺癌。

（3）类癌综合征：表现为气喘、皮肤潮红、腹泻等。

 # 8. 肺癌会传染吗？肺癌会遗传吗？

如果家里有人得了肺癌，有人可能有疑问：肺癌会传染或遗传吗？其实不必担心，癌细胞不能通过空气和呼吸道传播。少数情况下，癌细胞可随痰液一起排出，但由于缺乏营养物质、水分蒸发等原因，痰液中的癌细胞会迅速变性坏死。因此，肺癌是不会传染的。目前也没有确切依据证明肺癌有遗传性。肺癌的发生与吸烟、空气污染等多种致癌因素有关，如果长期生活在一起的家人患了肺癌,说明他们可能有一些共同的危险因素,比如受到空气污染或二手烟的影响,也可能有一些共同的不良生活习惯,这些因素有可能会使得患癌风险增加。

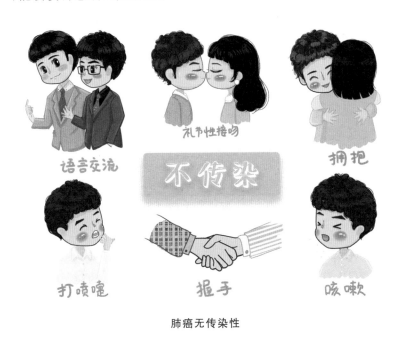

肺癌无传染性

9. 肺癌有哪些转移途径？容易转移到哪些部位？

肺癌可局限于胸腔内,也可以转移到全身各个重要器官。肺癌的转移方式包括直接扩散、淋巴道转移和血行转移。

(1)直接扩散。肺癌细胞可以直接向周围组织扩散。靠近肺外围的肿瘤可侵犯脏层胸膜、肋骨或肋间神经,引起相应部位疼痛。中央型或靠近纵隔的肿瘤可侵犯纵隔器官如食管。靠近脊柱的肿瘤可直接侵及椎体引起局部疼痛。

（2）淋巴道转移。淋巴道转移是肺癌常见的转移途径。癌细胞可转移至胸腔内淋巴结，也可以转移至胸腔外淋巴结。胸腔内纵隔淋巴结肿大压迫或侵犯纵隔内器官，也可引起胸痛、声音嘶哑及吞咽困难等症状。胸外淋巴结转移常为锁骨上或颈部淋巴结转移，表现为锁骨上或颈部包块。

（3）血行转移。癌细胞可随血液转移到全身各个部位，常见转移部位为骨、脑、肾上腺及肝脏等器官。骨转移早期无明显症状，晚期可出现疼痛。骨转移一般不会威胁生命，但如肿瘤转移到机体承重骨如颈椎、胸椎、腰椎等部位，并导致骨折或重度压迫脊髓时可造成瘫痪。脑转移可由脑 MRI 或 CT 查出，可出现头痛、呕吐、抽搐、瘫痪及意识障碍等症状，严重者可因肿瘤压迫产生脑疝导致呼吸停止，危及生命。肾上腺转移一般无明显症状，多由腹部CT 或 MRI 查出。肝转移常见的症状为肝区疼痛，为持续性胀痛，同时可伴有食欲不振、消化不良等表现。

黄昱

第二章

肺癌的诊断与治疗简介

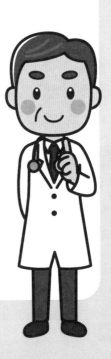

10. 怀疑是肺癌后,如何进行病理学确诊?

怀疑是肺癌后,穿刺活检是取得组织标本、进一步明确病理类型的重要手段。目前,临床上采用较多的活检方式是经支气管肺穿刺活检(transbronchial lung biopsy,TBLB)、CT引导下的经皮肺穿刺活检及体表转移性肿块活检(特别是肿大淋巴结)。EBUS引导下淋巴结穿刺(transbronchial needle aspiration,TBNA)、纵隔镜、内科胸腔镜也是用来获得肿瘤病理组织的常用手段。有时,也可对胸水或支气管细胞灌洗液进行细胞学检查,获取肿瘤病理诊断。

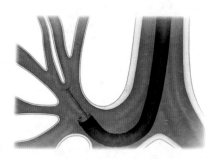

 11. 肺癌须和哪些疾病进行鉴别?

在临床中,肺癌须与以下几种疾病相鉴别。①肺结核:尤其是肺结核瘤(球)应与周围型肺癌相鉴别。肺结核瘤(球)较多见于青年病人,病程较长,少见痰带血,痰中发现结核菌。一些慢性肺结核病例,可在肺结核基础上发生肺癌,必须进一步做痰液细胞学和支气管检查,必要时进行穿刺活检。②肺部感染:肺部感染有时难以与肺癌阻塞支气管引起的阻塞性肺炎相鉴别。但肺炎多次发作在同一部位,则应提高警惕,应高度怀疑有肿瘤堵塞所致,应取病人痰液做细胞学检查或进行纤维支气管镜检查,对可疑病例应施行剖胸探查术。③肺部良性肿瘤:如结构瘤、软骨瘤、纤维瘤等都较少见,都须与周围型肺癌相鉴别,良性肿瘤病程较长,经纤维支气管镜检查常能做出诊断。④纵隔恶性肿瘤(淋巴肉瘤及霍奇金病):临床上常有咳嗽、发热等症状,如果有锁骨上或腋窝下淋巴结肿大,应做活检明确诊断。

 12. 按照病理学分型,肺癌分成哪几类?

根据病理学组织学分型,肺癌主要分为腺癌、鳞状细胞癌、大细胞肺癌和小细胞肺癌(SCLC)。其中前三类肿瘤在显微镜下的表现和治疗方法与小细胞肺癌有所区别,统称为非小细胞肺癌(NSCLC),非小细胞肺癌最为常见,约占所有肺癌的85%。

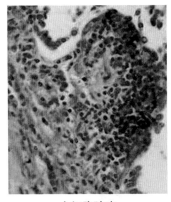

小细胞肺癌

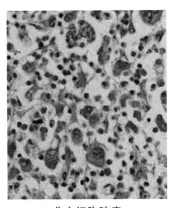

非小细胞肺癌

13. 什么是 CT 引导下肺穿刺活检？会引起肺癌扩散和转移吗？

在发现肺部肿块后，为明确诊断，在 CT 引导下，将穿刺针刺入肿瘤组织，并切取样本，称为 CT 引导下肺穿刺活检，是目前常用的肺癌诊断手段。"穿刺造成肺癌转移"，常称为"穿刺孔转移（port-site metastasis，PSM）"，也叫作"针道肿瘤种植转移"。这种风险不是完全没有，既往的研究证实这种概率低于千分之几，属于极低概率事件。为了尽可能避免这种情况发生，目前肺穿刺活检的操作工具也在不断改进中。以往的穿刺针，取得组织标本后，针管外周

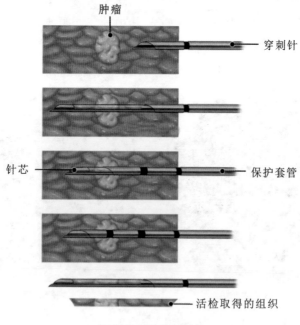

CT 引导下肺穿刺活检

会黏附少量肿瘤组织,并沿路与正常组织接触,类似一支笔芯进出。而如今针芯的外层都带有保护套管,在切取肿瘤组织后,套管将肿瘤组织封闭在针芯内,极大减少了肿瘤组织和正常组织接触的机会。

 ## 14. 什么是纤维支气管镜取活检?

纤维支气管镜取活检,又称经支气管镜肺活检术(transbronchial lung biopsy,TBLB),经纤维支气管镜(简称纤支镜)的活检孔插入活检钳,将活检钳送到预定的病灶进行活检。该技术克服了常规纤支镜只能对 3~4 级支气管内的组织取材的缺点,可对纤支镜直视范围内难以见到的外周肺病变进行取材。在没有 X 线透视条件下,对弥漫性肺部病变进行 TBLB 也可获得较高阳性率。

 ## 15. 什么是超声内镜引导下的经支气管针吸活检(EBUS-TBNA)?

支气管内超声引导下经支气管针吸活检是一种通过穿刺针吸或切割,获取气管壁、肺实质及气管、支气管相邻部位纵隔内病变的细胞学、组织学或微生物学标本的技术。TBNA 主要应用于纵隔及肺门肿大淋巴结的诊断及鉴别诊断、肺癌的早期诊断和分期、纵隔及管外型病灶的活检。TBNA 操作简单、相对安全、并发症较少,但常规 TBNA 属于"盲穿",在不同的研究中其诊断准确率波动很大,与操作者技术熟练程度、淋巴结的大小及位置等因素有关。

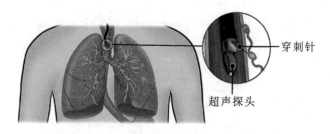

穿刺针

超声探头

超声支气管镜引导下的针吸活检技术

 16. 判断肺癌分期,需要做哪些影像学检查?

确诊肺癌以后,需要进行详细的疾病分期,指导治疗方式的选择。需要做的影像学检查包括:计算机断层扫描(CT)、磁共振成像(MRI)、放射性核素骨扫描(SPECT)、超声,必要时可行正电子发射计算机断层显像(PET-CT)。其中,CT是目前在肺癌诊断、分期、疗效评价和治疗随诊中最重要和最常用的影像手段,通常包括平扫CT和增强CT,如果没有禁忌,建议行增强CT检查,它能更好地区分肿瘤病灶与周围血管及软组织。MRI也分为平扫和增强,如果病人有头晕头痛、恶心、呕吐、视力模糊等脑部相关症状,建议做增强头颅MRI,以确认是否有脑转移,如果怀疑脑膜转移,还建议做腰穿,也可使用MRI观察胸壁、纵隔、肺门大血管和淋巴结是否受侵。SPECT可以提示骨转移,但需CT、MRI或PET-CT验证。超声一般用于发现腹部实性器官及腹腔、腹膜后淋巴结有无转移,也可以用于浅表淋巴结的检查、胸腔或腹腔积液引流时定位。PET-CT是用于肺癌诊断和分期的最佳影像手段,可以显示病灶的病理生理改变和形态结构,还可以判断病灶的代谢活性,并寻找全身其他部位的转移病灶。

17. 做了全身的 PET-CT,为什么还要做脑MRI 增强呢?

PET-CT:对肿瘤进行早期诊断和鉴别诊断,鉴别肿瘤有无复发,对肿瘤进行分期和再分期。PET-CT 能够通过肿瘤组织局部代谢的增高,寻找早期肿瘤细胞的踪迹,但是其自身也有缺点,主要在于影像学分辨率不够高,特别对于颅内及软组织病灶,定位不够准确;而 MRI 能消除颅骨伪影,对软组织对比分辨率最高,图像清晰度高,对血管神经显像明显,对肿瘤的转移及脑部血管病变区分有很重要的作用,<1.0 cm 且无明显水肿的病灶,MRI 平扫很易漏诊,增强 MRI 是公认的最佳检查方案,能发现较小的转移病灶。

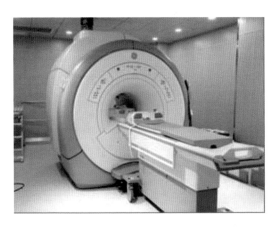

全身 PET-CT

18. 检查多了,会不会辐射很大?

做 X 线及 CT 检查有辐射,那是肯定的,但是目前随着技术水平的进步,各类检查设备的辐射量已经非常的低,检查不同的部位辐射量也是不同的,通常情况下,一年辐射量不要超过 50 msv,超过后可能会对人体有损害。

 19. 肺癌的肿瘤标志物有哪些?

非小细胞肺癌(主要是鳞状细胞癌、腺癌及腺鳞混合性癌)的肿瘤标记物包括 CEA、Cyfra21-1(细胞角蛋白 19 的可溶性片段)、CA125、CA153、TPA 及 SCC-Ag(鳞状细胞癌抗)。小细胞癌肿瘤标记物包括 NSE、ProGRP、CA125、Cyfra21-1、CA153。

 20. 在确诊肺癌后,肺癌的治疗方法有哪些?

(1)手术:肺癌的治疗中除Ⅲb 及Ⅵ期非小细胞肺癌外应以手术治疗或争取手术治疗为主。手术适应证:①无远处转移者;②癌组织未向胸内邻近脏器或组织侵犯扩散者;③无严重心肺功能低下或近期内心绞痛发作者;④无严重肝肾疾病及严重糖尿病者。

(2)化学药物治疗(简称化疗):化疗是利用药物来杀死癌细胞的一种治疗方法,通过阻止或减缓快速分裂的癌细胞的生长来发挥作用。化疗通常是"杀敌一千自损八百",因为药物也会攻击人体快速分裂的健康细胞,所以会出现脱发等副作用。通常情况下,化疗结束后副作用便会消失。化疗仍然是肺癌治疗中的基石,对于早期非小细胞肺癌病人，如果肿瘤完全切除，ⅠA期不推荐接受辅助化疗，而Ⅱ期辅助化疗是标准治疗，对于ⅠB病人，只有高危病人可能获益于辅助化疗。ⅠB期高危因素包括分化差、侵犯血管、楔形切除、肿瘤＞4 cm、累及脏胸膜及淋巴结状态不明；如果切缘阳性，建议再次行手术＋化疗或放疗＋化疗。对于晚期肺癌，指南建议驱动基因阳性的晚期非小细胞肺癌，首选靶向治疗；对于驱动基因阴性的病人，首选化疗。

（3）放射治疗（简称放疗）：是肺癌治疗的重要组成部分，为局部治疗手段，与手术治疗相比，其适应证更为宽泛，主要用于不能手术切除的局部晚期非小细胞肺癌的综合治疗、手术切除的Ⅲ期病例的手术放疗、晚期的姑息治疗、近年来因放射治疗设备及放射物理学的迅速进步，早期不能手术的非小细胞肺癌的立体定向放射治疗获得很大进步，已成治疗手段之一。

张瑞光

第三章

肺癌的外科治疗

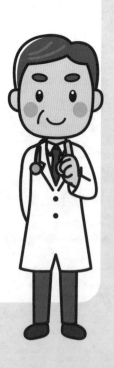

21. 什么样的肺癌病人适合手术治疗？

对早、中期肺癌病人施行根治性手术切除是目前最有效的治疗方式，可明显阻断肿瘤复发、延长病人生存时间；对晚期肺癌病人施行姑息性手术切除仍然有效。但哪些肺癌病人适合手术治疗呢？要遵循以下三点。① 完善的术前分期：通过活检明确肺癌病理分型和全面检查确定肿瘤进展情况（包括肿块大小、淋巴结转移情况、全身是否转移），在此基础上根据 TNM 标准进行临床分期，经评估后能够进行完整切除的ⅢA期之前非小细胞肺癌病人均可进行手术治疗，此外，通过新辅助治疗后，经胸外科医生评估可完整切除的肺癌病人仍可进行手术治疗。②手术风险的评估：随着康复外科在肺癌手术应用的快速发展，肺癌病人手术创伤明显减轻，年纪已不是决定是否手术的关键，但全面身体评估仍然非常重要。肺癌病人重要脏器功能（心脏、肺、肝脏、肾脏等并发症）及既往病史（有无冠心病、高血压、糖尿病等并发症）是术前评估的重点，这些因素均对病人是否顺利恢复起关键作用。③病人的心理状态：通过以上两点评估后可进行手术治疗的肺癌病人应在胸外科医师的积极沟通下，了解手术治疗意义及影响，达到心理能够接受并积极进行术前呼吸功能训练。简单来说，肺癌病人能否进行手术应就诊正规专业的胸外科医生，进行全面的病情评估和积极有效的沟通，最终评估是否能进行手术治疗。

 ## *22.* 肺癌手术有哪些适应证？

根治性肺癌手术治疗要遵循"安全、完整、彻底"的原则，安全

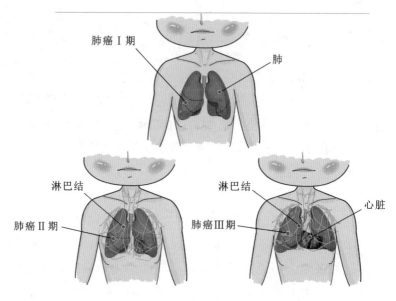

肺癌分期

是在术前、术中、术后尽量减少手术带来的损伤,避免危及生命的并发症;完整是指肿瘤需要整块切除,且范围达到要求,避免癌组织残留;彻底是尽可能阻断肺癌转移的途径,将相关淋巴结组织彻底清扫。在以上的原则下,全身情况可以耐受手术、通过全面评估Ⅰ期小细胞肺癌和ⅢA期以下的非小细胞肺癌病人,均适宜手术治疗。另外,对于部分寡转移、原发灶控制不理想的晚期肺癌病人,通过胸外科医生和肿瘤内科医生进行的多学科团队评估后也可进行姑息性手术治疗。

 ## 23. 肺癌手术有哪些禁忌证?

为保证手术治疗的有效性和安全性,以下情况不建议手术治疗：

(1)肿块大且通过胸外科医生评估不能完整切除。

(2)肺功能差，缺乏必要的储备。

(3)心梗及脑血管意外后半年内。

(4)严重冠心病，高血压控制不理想。

(5)未戒烟病人。

(6)全身并发症多，重要器官（心脏、肺及肝肾等脏器）功能不全。

 ## 24. 年纪大了，能不能耐受肺癌手术？

随着外科学理念革新和手术技术提高，年龄已不是影响肺癌手术开展的决定因素。目前 80 岁以上肺癌病人进行外科手术治疗已不在少数，且疗效明确。但对于高龄肺癌病人施行外科手术，需要胸外科、肿瘤科、麻醉科医生组织多学科团队进行综合评估，制定相应的方案，明确手术效果和安全性，并充分和病人及家属进行沟通再施行外科手术。

 ## 25. 肺癌外科手术方式有哪些？应如何选择？

手术切口的大小和肺癌的切除是两个概念，因此在此问题中我们首先讲解肺癌肿块的切除方式，对于手术切口的大小我们在后续的问题中解答。

肺癌外科手术分为两部分：一为肿块的切除，包括解剖性肺叶切除术、全肺切除术、袖式肺叶切除术、肺叶楔形切除术、解剖性肺段切除术；二为淋巴结清扫，包括系统性淋巴结清扫术和系统性淋巴结采样术。肺癌手术治疗是以解剖性肺叶切除加系统性淋巴结清扫为核心，最大限度保留肺功能且达到完整切除，应用最为广泛。随着影像学技术进步和人们体检意识的提高，越来越多的早期肺癌和多发肺结节（如肺部磨玻璃影、磨玻璃结节等）被发现，针对这部分病人目前可施行亚肺叶切除加系统性淋巴结采样术，亚肺叶切除术包括肺叶楔形切除和解剖性肺段切除。其创伤小、恢复快，对于不能耐受肺叶切除术的病人是较好的选择。

　　根据手术切口的大小分为开胸手术和胸腔镜手术。胸腔镜手术根据切口（如图所示）的多少又分为四孔、三孔、单操作孔和单孔手术方式，每个胸外科医生根据自我的操作习惯不同进行切口的选择。

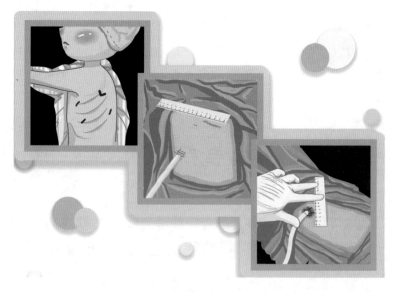

胸腔镜手术切口

26. 开胸手术和胸腔镜手术有什么区别?

　　开胸手术和胸腔镜手术均是为达到完整彻底切除肿瘤的目的而施行的手术方式。随着外科学的进步,胸腔镜手术能减少开胸手术带来的手术切口的创伤,但对于肿瘤切除所造成的损伤二者相同。胸腔镜手术目前能替代大部分开胸手术,远期效果一致,且术后恢复快。因此能进行胸腔镜手术病人应首选胸腔镜手术方式。

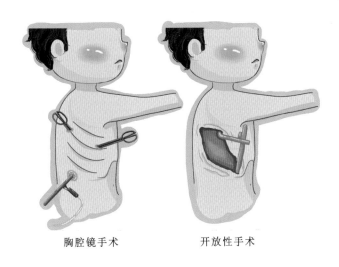

胸腔镜手术　　　　　　　　开放性手术

27. 肺癌术后如何护理?

　　手术治疗是肺癌首选的治疗方式,但由于病人身心承受力降低、年龄大,进而导致其术后发生一系列并发症。因而实施有效的护理显得尤为重要。

　　(1)通过对病人进行饮食干预,使机体抵抗力得到增强,促进术后恢复。术前应给予病人高热量、易吸收、高维生素、高蛋白等食物,增强病人机体抵抗力,从而有效缩短病愈时间和住院时间。

（2）通过对病人进行疾病健康教育,能够使其正确认知疾病,养成健康的生活习惯。为病人讲解健康的生活习惯对病情改善的重要性,同时强化病人心肺功能锻炼,鼓励病人术后进行各项呼吸训练,防止发生肺泡萎缩现象。

（3）通过对呼吸系统的并发症进行预防,能够有效降低病人术后系列并发症的发生,如肺炎、肺不张、低氧血症等。术后应加强对病人呼吸道的监护,保证其呼吸道处于通畅状态,并给予其供氧操作,促进其咳嗽、咳痰的有效性,同时,通过白蛋白补充、输血等,避免肺水肿的发生。若发现病人伴有呼吸功能不全或低氧血症,应尽早给予其供氧,必要情况下给予其呼吸机辅助呼吸。

（4）预防病人心血管并发症的发生。术后严密观察血氧饱和度、心电图变化,对心电图异常进行早发现早处理,并通过控制病人输液量、输液速度减少病人心脏应激反应程度。

28. 肺癌术后如何进行锻炼？

病人在进行肺癌手术前应熟悉如何进行呼吸锻炼,术前应开展腹式呼吸、缩唇呼吸及有效的咳嗽训练,具体方法如下:手置于胸、腹部,鼻深吸气时感受腹部隆起,限制胸部扩张,吸气末短暂停留后（1～2 s）缓慢呼气,吸呼比约 1∶2。循环 5 次后进行分段排痰,于吸气末咳嗽,促使气道内气体或液体冲出。吹气球和爬楼也是术后重要的锻炼方式,如体力允许,每次 15～20 min,每日训练 3次,以提高肺活量。术后 1～2 d 可进行常规活动和定时翻身,术后3 d 至出院可进行步行锻炼和手臂锻炼。

29. 肺癌术后如何预防血栓？

术前采用 Autar 深静脉血栓形成风险评估量表评估病人罹患深静脉血栓的风险。针对 Autar 评分小于 6 分的病人,行常规护理干预;在 7～10 分间(低风险)的病人,术后可于床上抬高下肢,尽早进行踝关节活动、股四头肌收缩、多饮水、保持大便通畅、尽早行肢体活动、下床活动、穿弹力袜;Autar 评分在 11～14 分间(中度风险)的病人,除了上述措施外同时可加上其他物理措施,如采用间歇充气加压装置(空气压力治疗仪或动静脉泵治疗仪);Autar 评分大于 15 分(高度风险)的病人,需在基础措施、物理措施的基础上同时加上药物预防,如给予低分子肝素注射、氯吡格雷口服等。

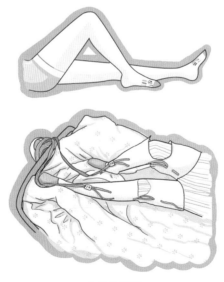

血栓的预防

30. 肺癌术后饮食应注意哪些?

病人在手术 6 h 后可以进食,但要从流质开始,食物要以清淡、细软、易消化吸收为主。因为麻醉及手术会引起消化系统的功能障碍,所以在食物选择时,不要急于求成,要从流食开始,若胃肠道无不良反应时,再过渡到半流食、普食。

肺癌术后要多吃新鲜蔬菜和水果,如香菇、黑木耳、芦笋、柠檬、红枣等,很多果蔬中含抑癌物质,能够抑制癌细胞的生成。不吃或少吃刺激性食品,包括油炸及腌制食品。可经常吃些大蒜,大蒜中含有抗癌物质。不吸烟,不饮酒,养成良好的生活习惯和饮食习惯。

王思桦

第四章

肺癌的化疗

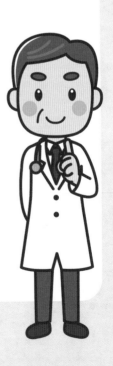

31. 什么样的肺癌病人能够做化疗?

化疗是化学药物治疗的简称,是一种全身治疗的手段,通过静脉或口服给药,将药物经血液循环运送到全身各处杀灭癌细胞,达到控制原发灶和转移灶的目的。适用病人:体能状况良好,活动能够自理,能从事轻体力活动,不少于一半的时间可以起床活动;没有严重的心血管、肺功能障碍者;血常规、肝肾功能无明显异常者。对于无法进行根治性手术的晚期病人,化疗是主要治疗手段之一。接受了根治性手术的病人根据病理、分期和复发高危因素,部分早期病人和中期病人也需要做化疗。

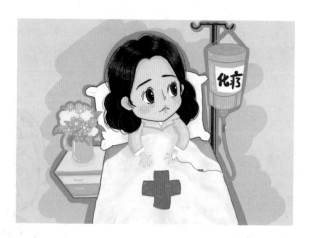

化疗方式——静脉给药

 ## *32.* 按照化疗的目的,化疗分为哪几类?

姑息性化疗:主要用于晚期或不能根治性手术的肺癌病人,治疗目标是延迟疾病进展,减少病人症状,提高生存质量,延长生存时间。

新辅助化疗：主要用于手术前的化疗，治疗目标是将不可切除的病灶转化为可以手术切除的病灶，同时减少微转移而提高长期生存率。

术后辅助化疗：完全切除手术后的化疗，治疗目标是期待通过减少微转移来提高生存率，减少复发转移率。

增敏化疗：在放疗的同时进行，以增加肿瘤细胞对放疗的敏感性。

局部化疗：经过支气管动脉内或病灶供血血管直接注入化疗药物，形成瘤内药物高浓度以提高疗效。

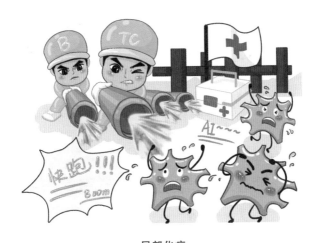

局部化疗

 33. 肺癌术后，哪些病人需要做术后辅助化疗？多久可以做第一次化疗？

接受了根治性手术的病人，Ⅱ期～Ⅲ期病人需要做术后辅助化疗,IB 期但具有复发高危因素的病人可以选择性地进行术后辅助化疗。高危因素有分化差、神经内分泌癌(除分化好的神经内分泌癌)、脉管侵犯、楔形切除、肿瘤直径>4 cm、脏层胸膜受累和淋巴结清扫不充分等。通常术后 3～4 周做第一次化疗,这时候病人通常身体恢复良好,伤口已经愈合拆线,化疗不会影响伤口的愈合。

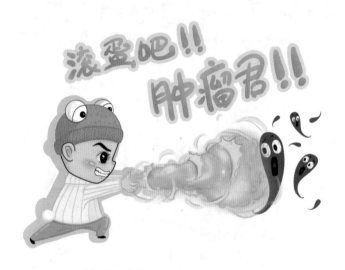

 34. 肺癌术后辅助化疗方案有哪些? 一般多久一次?

肺癌术后辅助的方案通常是含铂双药联合方案 4 个周期,铂类有顺铂、卡铂等,联合培美曲塞、吉西他滨、紫杉醇(白蛋白紫杉醇或多西紫杉醇)等,通常 21 天一次。

35. 晚期肺癌一线化疗方案有哪些?

晚期小细胞肺癌病人一线化疗方案推荐 EP(依托泊苷＋顺铂)或 EC(依托泊苷＋卡铂)或 IP(伊立替康＋顺铂)或 IC 方案(伊立替康＋卡铂)。

晚期非小细胞肺癌病人一线化疗方案推荐 TP(紫杉醇/白蛋白紫杉醇/多西紫杉醇＋顺铂/卡铂)、NP(长春瑞滨＋顺铂/卡铂)、GP(吉西他滨＋顺铂/卡铂)、AP(培美曲塞＋顺铂/卡铂)。

 ## *36.* 什么叫诱导化疗? 需要做几个周期?

没有基因突变的晚期肺癌病人通常缺乏其他有效的治疗方案,常常一开始就采用化疗治疗,目标是在短时期内减少肿瘤负荷并减轻由于肿瘤引起的各种临床症状,对亚临床转移灶也有一定的作用。诱导化疗应避免运用单药或缓解率低的化疗方案,通常选用含铂双药联合方案,通常做 4 个周期。

 ## *37.* 什么叫维持治疗? 什么样的病人需要做维持治疗? 一般多久一次?

维持治疗指的是对于晚期肺癌病人,一线诱导化疗 4～6 个周期后,如果没有出现疾病进展,使用至少一种在一线治疗中使用过的化疗药物,或者一种不包含在一线方案中的药物进行治疗。

随着治疗周期增多,不良反应发生率会逐渐提高、程度也逐渐加重。这就需要病人对这种加长治疗时程的治疗有一定的耐受。

理想的维持治疗药物应具备单药有效、副反应低、使用方便等特点，维持治疗是通过单药的维持，延长病人疾病控制时间和生存时间。维持治疗的药物有贝伐珠单抗、培美曲塞、吉西他滨、多西他赛、靶向药物等。

维持治疗的目的就是尽可能地延长对疾病的控制，所以维持化疗很有必要。通常21天1次，可以适当延长间隔期。

 38. 化疗副反应大不大？能耐受吗？化疗有哪些副反应？如何处理？

通常化疗后，病人有少许几天食欲下降，恶心，但通常过几天就好了，不用太担心，一般病人都能耐受。病人化疗可能出现的副反应及应对如下。

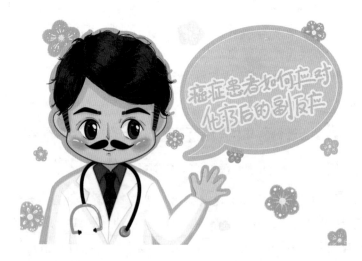

（1）骨髓抑制。大多数肺癌化疗药均有不同程度的骨髓抑制。骨髓抑制早期可表现为白细胞尤其是粒细胞减少，严重时血小板、

红细胞、血红蛋白均可降低,同时病人还可能有疲乏无力、抵抗力下降、易感染、发热、出血等表现。在每次肺癌化疗前,都应该做血象检查,如果白细胞的数目低于 $3×10^9/L$、血小板低于 $75×10^9/L$,应该暂时停止肺癌化疗,遵照医生的医嘱使用升白细胞或升血小板的药物。出现贫血可服用益气养血中药,加强营养,严重者可用升血红蛋白的药物甚至输血。

(2)胃肠道反应。大多数肺癌化疗药物可引起胃肠道反应,表现为口干、食欲不振、恶心、呕吐,有时可出现口腔黏膜炎或溃疡。可以应用止吐药物如异丙嗪、甲氧氯普胺等,应少吃大油大荤的食物,避免油荤加重恶心呕吐。如果病人食欲下降,多吃增加食欲的食物,而且根据病人的口味选择食物和烹饪方式,不要过分忌口。若食欲实在太差,可以用一些改善食欲的药物,还适当口服一些营养品,通过静脉输入氨基酸、脂肪乳等营养液。

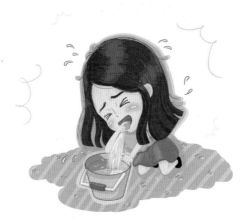

胃肠道反应大

出现口腔黏膜炎或溃疡的病人可以吃复合维生素 B、喷金因肽,可以用含有利多卡因和维生素 B_{12} 的漱口水漱口减轻疼痛,还口服泰勒宁等止痛药缓解疼痛，保证进食。

病人因为使用了止吐药，通常会出现便秘，一般通过调理饮食可以解决便秘的问题，如多吃含纤维素多的青菜、火龙果，多喝蜂蜜水，多吃香蕉，还可以喝便乃通茶，用开塞露。极少数病人会出现麻痹性肠梗阻、腹泻、胃肠出血及腹痛。

（3）脱发和皮肤反应。有些肺癌化疗药如紫杉醇会损伤毛囊，在应用后会出现脱发，脱发的程度通常与药物的浓度和剂量有关。出现脱发不必过分担忧，因为一般病人停药后，脱掉的头发会重新长出，皮肤的红斑、皮疹和色素沉着也会好转或消失。维生素 E 可抵抗毛发衰老，促进细胞分裂，使毛发生长。病人可以多吃维生素 E，还可以可多吃鲜莴苣、卷心菜、黑芝麻等，以促进化疗结束后头发早日长出。

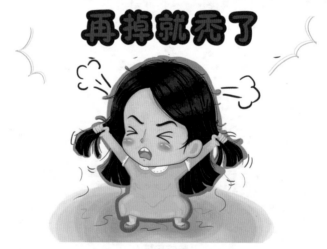

脱发反应

（4）肝功能损伤。少数肺癌化疗药物会损害肝脏细胞，出现谷丙转氨酶增高、胆红素上升、肝大、肝区疼痛、黄疸等，引起的肝脏反应可以是急性而短暂的肝损害;也可以由于长期使用肺癌化疗药,引起肝慢性损伤,如纤维化、脂肪变性、肉芽肿形成、嗜酸粒细胞浸润等。所以在使用肺癌化疗药前和用药过程中,要检查肝功能,及时发现问题,及早进行护肝治疗,及时解决,必要时停止肺癌化疗。

(5)肾功能损伤。有些化疗药,如顺铂会损害肾脏,主要表现为肾小管上皮细胞急性坏死、变性、间质水肿、肾小管扩张。病人可出现蛋白尿、少尿或无尿,有的发生血尿、水肿、小便化验异常等,甚至出现肾功能衰竭,要多加注意。为此应嘱病人多喝水,每天输液量在1 500毫升以上,使病人的尿量在100毫升/小时以上,同时,还要注意防治膀胱炎、尿急、尿痛、血尿等。应在用肺癌化疗药前和用药过程中均要定期检查肾功能和小便常规,发现问题,及时治疗。

(6)神经毒性。损害周围神经的化疗药物有紫杉醇、顺铂等,少数病人会出现周围神经毒性,表现为指(趾)端麻木,化疗结束后可以慢慢恢复,可以口服维生素 B_{12}。极其少数病人表现为跟腱反射减退或消失,感觉异常,肌肉疼痛或无力,或者产生中枢神经毒性,主要表现为感觉异常、振动感减弱、肢体麻木、刺痛、步态失调、共济失调、嗜睡、精神异常等。

(7)心脏毒性。有些肺癌化疗药物对心血管系统有毒性作用,极其少数病人表现为心悸、胸闷、心律失常、心力衰竭、心肌病综合征,心电图出现异常,严重的可发生心力衰竭。所以使用肺癌化疗药前及用药中应检查心电图,发现异常立即停药,及时治疗。

(8)免疫抑制。肺癌化疗药物一般多是免疫抑制药,对机体的免疫功能有不同程度的抑制作用。当免疫功能低下时,肿瘤不易被控制,反而加快复发或转移进程。所以一定要根据病人的身体状况化疗,身体状况很差、免疫力低下的病人不适合化疗。

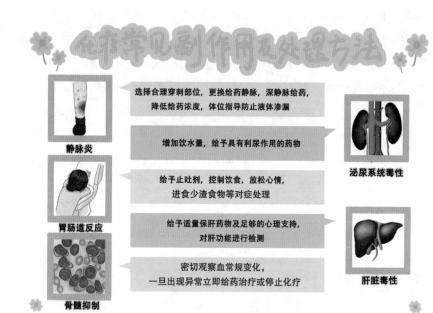

化疗常见副作用及处理方法

静脉炎 —— 选择合理穿刺部位，更换给药静脉，深静脉给药，降低给药浓度，体位指导防止液体渗漏

增加饮水量，给予具有利尿作用的药物 —— 泌尿系统毒性

胃肠道反应 —— 给予止吐剂，控制饮食，放松心情，进食少渣食物等对症处理

给予适量保肝药物及足够的心理支持，对肝功能进行检测 —— 肝脏毒性

骨髓抑制 —— 密切观察血常规变化，一旦出现异常立即给药治疗或停止化疗

化疗常见副作用及处理方法

 39. 化疗后为什么要复查血常规和肝肾功能电解质？

多数化疗药物有轻度的骨髓抑制作用，少数化疗药物有中、重度的骨髓抑制和肝功能损害作用。通常化疗后发生中、重度的骨髓抑制和肝功能损害的概率很低，而且很容易纠正。但是为了病人的安全着想，化疗后应每3～5天复查血常规，每周复查肝肾功能电解质。

当白细胞低于 $3×10^9/L$，血小板低于 $75×10^9/L$ 时，可以给予升白细胞的药物（如粒细胞集落刺激因子）和升血小板的药物（如白介素-11)进行治疗,但发生严重感染和出的血风险很小。当白细胞低于 $1 \times 10^9/L$、血小板低于 $25 \times 10^9/L$ 时,有发生严重感染和出血的风险,还应注意预防感染、输注血小板。

 40. 肺癌化疗后恶心呕吐、不想吃饭怎么办?如何调理饮食?

(1)少吃多餐,适当口服营养品,甚至静脉输入营养液。因为营养不够,食欲下降,所以一天 3 顿难以摄入足够的营养,所以应少吃多餐。

(2)少吃大油大荤,但不必过分忌口。如果病人出现恶心、呕吐,少吃大油大荤的食物,避免油荤加重恶心、呕吐。如果病人食欲下降,多吃增加食欲的食物,而且根据病人的口味选择食物和烹饪方式,不要过分忌口。若食欲实在太差,可以用一些改善食欲的药物,还适当口服一些营养品,甚至静脉输入营养液。

(3)打止吐针。如果出现恶心呕吐,可以打一点止吐针,如胃复安肌肉注射,比较方便。

 41. 化疗期间能吃什么?什么是发物?发物能不能吃?

(1)不宜过分强调忌口,避免因为饮食忌口影响进食,均衡营养并增加高蛋白高热量食物。

病人久病后体质下降,营养状态通常比较差,免疫功能低下,特别是化疗后食欲下降,不利于身体的恢复。因此,病人不宜过分强调忌口,只要是想吃就可以吃,吃下去舒服就行。病人应营养均

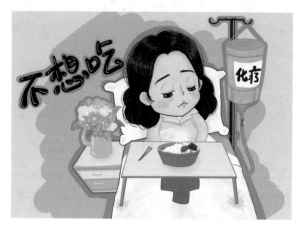

化疗后食欲下降

衡,新鲜蔬菜、新鲜水果、大米面食、五谷杂粮都要吃,鸡鸭鱼肉蛋类等高蛋白的食物要多吃。特别提醒爱喝汤的病人,汤无法取代肉类的营养,不可以只喝汤而不吃肉,而且只喝汤不吃青菜,容易引起便秘。

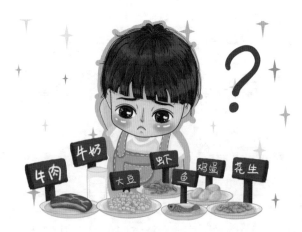

化疗后应均匀饮食

（2）"发物"能不能吃？

"发物"属于中医学的概念，指让病情加重或诱发疾病发作的食物。古时候由于没有现代医学知识，只能笼统地把在某些人出现不良反应之前吃过的食物通通归结为"发物"以警示后人。这些不良反应主要是食物过敏、食物不干净、加工失当引起胃肠疾病，辛辣刺激食物引起炎症加重。但是"发物"并没有得到现代医学的认可，"发物"会加重癌症的说法缺乏依据。有些病人"宁可信其有，不可信其无"，把"发物"的说法都照单全收，形成了一个长长的"发物"名单，这也不敢吃，那也不敢吃，反而会因为严格的忌口导致营养不良，降低免疫力，增加肿瘤转移的机会。

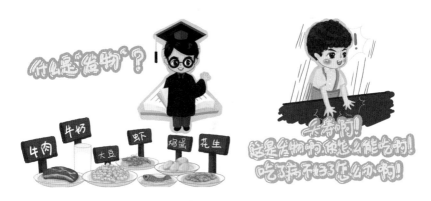

发物种类

按照西医的说法，不存在"发物"这一类食物，医生会认为完全可以吃。因为化疗病人体质虚弱，我们建议没有必要为了毫无科学根据的说法来严格忌口，但是从我们中华民族的心理和习惯出发，我们认为是"发物"的食物可以稍微控制一下，略微少吃，特别少吃容易引起过敏的食物和辛辣刺激的食物。

（3）注意食物卫生安全，适度活动可以促进食欲，避免便秘。

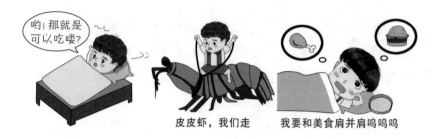

皮皮虾，我们走　　　　我要和美食肩并肩呜呜呜

因为化疗后免疫力下降,须特别注重食物的卫生安全,避免食物不干净引起腹泻,应该吃新鲜食物,吃的应该煮熟,喝的应该煮沸,少吃不健康的食物,如烧烤、腌制食物、火锅。鼓励在体力许可的范围内适当活动,可以散步、原地踏步或站立甩手,都可以稍微刺激肠胃蠕动,促进食欲。如果出现便秘,可以多吃香蕉、火龙果、叶子青菜,喝蜂蜜,严重的还可以用开塞露、便乃通。

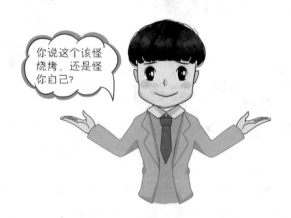

 ## 42. 饿死肿瘤的治疗方法是否可取?

肿瘤是一个持续时间很长、对身体消耗非常大的疾病,肿瘤病人往往会体重下降，所以要保证足够的营养。如果为了饿死肿瘤，病人不吃或少吃，那么肿瘤还没有饿死，病人自己就先饿死了。医学上也有真正的"饥饿疗法"，就是用介入的方法把向肿瘤运送营养的血管堵住，让肿瘤得不到血液和营养，做到"精确饿死肿瘤"。

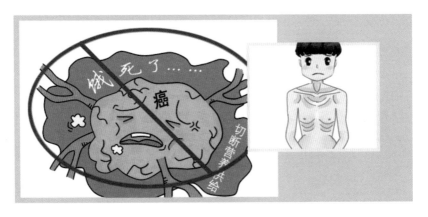

"饿死肿瘤"不可取

刘翮

第五章
肺癌的抗血管生成治疗

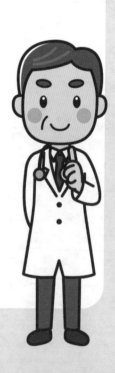

43. 什么是抗血管生成治疗?

　　最初,肿瘤的生长需要附近的血管提供营养,一旦达到一定的肿瘤大小时,这些血管所提供的营养无法满足肿瘤需求,此时需要新的血管来提供营养维持肿瘤继续增长。肿瘤新生血管形成是一个复杂的过程,一般包括以下步骤:①血管内皮基底膜溶解;②血管内皮细胞向肿瘤组织转移;③血管内皮细胞增殖;④血管结构重构;⑤形成新的基底膜。获得新生血管的肿瘤进入迅速增长的阶段,侵袭性增加,所以血管生成不仅是肿瘤生长所必需的,而且也是肿瘤进展、远处转移的重要原因。肿瘤血管异常也可能阻碍肿瘤中免疫细胞的功能,以及化疗药物和氧气的运输、分布。异常的肿瘤血管系统可导致肿瘤细胞对放射治疗和许多化疗药物的抵抗。

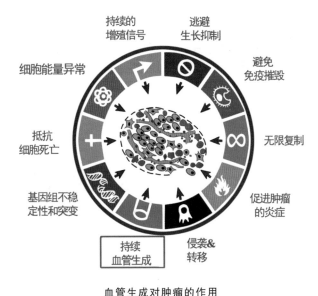

血管生成对肿瘤的作用

肺癌血管生成和其他肿瘤血管生成一样，由肿瘤血管生成因子（正向调节因子）和抗肿瘤血管生成因子（负向调节因子）相互作用和共同调控。当抑制血管生成的负向调节因子缺失或失活、促进血管生成的正向调节因子占主导地位时，便会促进肿瘤血管生成。抗血管生成治疗就是用针对肿瘤血管生成因子靶点的抑制剂，通过抑制肿瘤血管生成、纠正肿瘤血管紊乱，增加化疗和放疗的效应来治疗肿瘤。

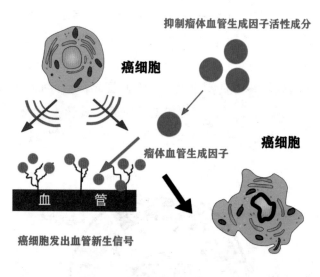

抑制瘤体血管生成因子活性成分

癌细胞

癌细胞

瘤体血管生成因子

血　管

癌细胞发出血管新生信号

瘤体血管萎缩退化

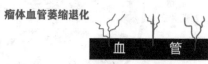

血　管

抑制肿瘤血管生成，阻断养分供应

肿瘤血管生成

44. 抗血管生成治疗有什么优势？

　　抗肿瘤血管生成是一种全新的靶向治疗策略，使现有的肿瘤血管退化，从而切断肿瘤细胞生长所需氧气及其他营养物质；使存活的肿瘤血管正常化，降低肿瘤组织间渗透压，改善化疗药物向肿瘤组织内的传送，提高化疗效果；抑制肿瘤新生血管生成，从而持续抑制肿瘤细胞的生长和转移。

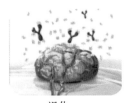
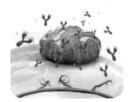
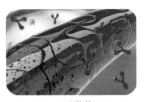

退化　　　　　　　　　抑制　　　　　　　　正常化
现有肿瘤血管系统　　功能不全的新生血管生长　　现存血管系统

抗血管生成治疗优势

 45. 什么样的病人适合做抗血管生成治疗？

　　贝伐珠单抗适合于非鳞癌、非中央型、无出血的病人，其他抗血管生成治疗药物如恩度、阿帕替尼、安罗替尼等，只要没有大出血症状，都可以使用，但是要注意监测有无出血症状。

46. 抗血管生成治疗有哪些药物？

针对 VEGF 或者 VEGFR 的肺癌抗血管生成抑制剂包括贝伐珠单抗、血管内皮抑素（恩度）、AZD2171（抑制 VEGFR-1、VEGFR-2、VEGFR-3 和 PDGF）、安罗替尼（VEGFR、PDGFR、FGFR、c-Kit 多靶点抑制剂）、阿帕替尼（VEGFR-2 抑制剂）、雷莫芦单抗（VEGFR-2 的人源化 IgG1 单克隆抗体）等。

 ## *47.* 化疗为什么要联合抗血管生成靶向治疗？

尽管抗细胞增殖药物可以杀死肿瘤细胞，但由于周围血管的支持，残存肿瘤细胞仍可获得血供而得以继续生长。同时，异常的肿瘤血管使药物向肿瘤组织内部递送减少，最终导致抗细胞增殖治疗的疗效受限。抗肿瘤血管生成治疗能够使存活的肿瘤血管正常化，降低肿瘤组织间渗透压，改善化疗药物向肿瘤组织内的传送，提高化疗效果，并抑制肿瘤血管生成，和化疗呈现协同增强效应。

 ## *48.* 为什么要做抗血管生成的维持治疗？

在一线诱导化疗之后，在病人能够耐受的情况下，如果能用抗血管生成治疗的维持治疗，可以极大地延长无疾病进展时间。

49. 抗血管生成治疗有什么副作用？回家
需要注意什么？

　　抗血管生成治疗常见的副反应有高血压、蛋白尿，少见不良反应有骨髓抑制、出血、血栓。回家需要监测血压、尿常规，特别要注意鼻出血、咯血、呕血等出血状况，如有发生，需立刻到医院就诊。

刘翩

第六章

肺癌的靶向治疗

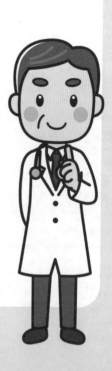

50. 什么是肺癌靶向药物？与化疗药相比有什么优势？

　　靶向药物是指一类直接或间接结合至肿瘤致癌位点以抑制肿瘤生长甚至杀灭肿瘤细胞的药物。此类药物均有特异性肿瘤的结合位点，对周围的正常组织细胞影响甚小。

　　化疗药物是不具有选择性的细胞毒性药物。与化疗药物的广谱杀伤作用相比，靶向药物针对肿瘤细胞特异性的结合位点，仅针对肿瘤细胞发挥杀伤作用，从而避免对正常组织的损伤作用。因此，靶向药物的有效率更高，毒副作用更轻，病人的耐受度更好。

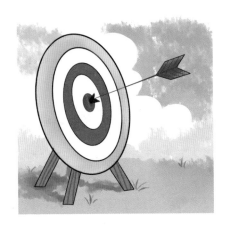

 51. 什么样的病人可以应用靶向药物？靶向药物有哪些？

　　靶向药物具体分为：①抗肿瘤驱动基因靶向药物；②抗血管新

生靶向药物;③多靶点抗肿瘤药。后两种使用依据病人癌症种类进行选择使用,而第 1 类药物必须进行基因检测,具有肿瘤敏感突变位点的病人才能使用第 1 类靶向药物。

52. 基因检测有哪些方法? 什么样的方法比较好? 什么是二代测序? 二代测序和传统方法相比有什么优势?

基因检测方法包括:①免疫组化;②PCR;③FISH;④NGS 等。二代测序,也就是 NGS 检测,是目前临床上运用的最新检测方法。它是一种高通量测序,具有通量大、速度快、精度高等特点。但是不同药物的作用位点检测方法具有特异性,并不是所有药物的靶点都能使用 NGS 检测,必要时仍然需要进一步检测。

53. 肺癌病人基因突变的概率有多少? 有哪些常见突变? 有哪些不常见突变?

小细胞肺癌病人目前没有推荐的靶向药物,通常使用靶向药物的是非小细胞肺癌。非小细胞肺癌最常见的突变靶点为 EGFR,在亚洲人群中突变率约为 50%。其次为 ALK 融合突变,亚洲人群突变率为 4%。少见突变如 ROS1、CMET、Her2 及 BRAF 等基因。其他罕见突变目前没有针对肺癌的特异性靶向药物,在此不再赘述。

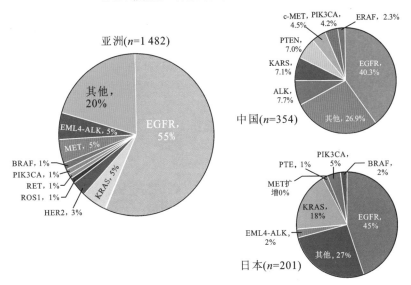

EGFR依然是亚裔腺癌最常见的驱动基因

亚洲(*n*=1 482)

其他，20%
EML4-ALK，5%
MET，5%
BRAF，1%
PIK3CA，1%
RET，1%
ROS1，1%
HER2，3%
KRAS，5%
EGFR，55%

c-MET，4.5%
PIK3CA，4.2%
ERAF，2.3%
PTEN，7.0%
KARS，7.1%
ALK，7.7%
EGFR，40.3%
其他，26.9%
中国(*n*=354)

PTE，1%
PIK3CA，5%
BRAF，2%
MET扩增0%
KRAS，18%
EML4-ALK，2%
EGFR，45%
其他，27%
日本(*n*=201)

非小细胞肺癌突变靶点占比

 54. 靶向药物是否都很昂贵，病人能否承受？

去年 10 月国家公布了一批靶向药物的降价和医保政策，今年 10 月再次公布了 17 个药品的降价和医保政策。针对非小细胞肺癌常见突变位点的药物目前已经全面进入医保，医保报销后每月的花费 2 000～8 000 元，病人可依据自身情况进行选择，基本在可以承受的范围内，让更多的病人享受先进的靶向治疗。

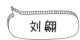
刘翻

第七章
肺癌的免疫治疗

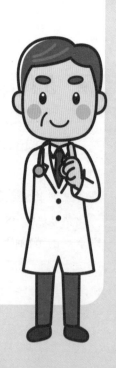

55. 什么是免疫治疗？哪些病人适合免疫治疗？

众人瞩目的 2018 诺贝尔医学和生理学奖授予了美国科学家 James P. Allison（詹姆斯·艾利森）和日本科学家 Tasuku Honjo（本庶佑），以表彰他们在肿瘤免疫治疗上的杰出贡献。2018 年也被称为中国的肿瘤免疫治疗元年，这一年，肿瘤免疫治疗的 2 个重磅药物 O 药（Opdivo）和 K 药（Keytruda）相继登录中国，中国病人再也不用去港澳或国外买免疫药了。那么什么是肿瘤免疫治疗？人体正常情况下，免疫系统可以识别并清除体内肿瘤细胞，肿瘤细胞很聪明，随着时间推移，肿瘤细胞能够采用不同策略，使人体的免疫系统受到抑制，不能正常杀伤肿瘤细胞，导致肿瘤不受控制。肿瘤免疫治疗就是重新恢复机体正常的抗肿瘤免疫反应，从而控制与清除肿瘤的一种治疗方法。广义的肿瘤免疫治疗包括单克隆抗体类免疫检查点（immune check point）抑制剂、癌症疫苗、细胞治疗等。实际上在我们国家，免疫治疗已经被说了很多年，也被"滥用"了很多年，当年的闹哄哄的"魏则西事件"就是一个免疫治疗被滥用的缩影。我们今天所讲的免疫治疗仅仅包括免疫检查点抑制剂及 CAR-T 细胞治疗。那么哪些病人适合免疫治疗？是不是所有的肿瘤病人都适合免疫治疗？同类型的不同厂家的免疫药物能否换用？对这些问题不能一概而论，要结合肿瘤类型、获批免疫治疗药物适应证及病人伴随的基础疾病等综合考虑，才能发挥免疫治疗最佳疗效，否则又像细胞治疗那样被过度滥用，切忌免疫治疗成为万能疗法。但对于中国肿瘤病人来说，主要考虑已经在中国上市或能在中国参与临床的疗法，答案则简单得多：对于多数实体

瘤病人,需要关注的就是"免疫检查点抑制剂",包括 PD-1/PD-L1
抑制剂、CTLA-4 抑制剂等。这类药物对部分实体瘤,如肺癌、黑色
素瘤、肾癌、膀胱癌、头颈癌等效果不错。血液肿瘤病人则可以重
点关注 CAR-T 细胞疗法,它对 B 系急性淋巴细胞白血病、多发性
骨髓瘤等病人有效。

为什么需要免疫治疗?

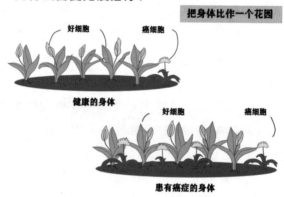

免疫治疗:如此往土壤里添加除草肥料,改善土壤环境

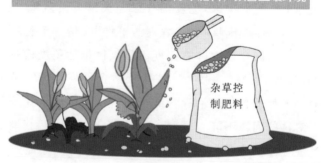

免疫治疗

56. 什么是抗 PD-1/PD-L1 治疗？药物有哪些？治疗效果如何？

抗程序性死亡蛋白 1（programmed death 1，PD-1）及其配体（programmed death ligand 1，PD-L1）抗体是目前研究最多、临床发展最快的一种免疫疗法。PD-1 表达于活化的 T 细胞、B 细胞及髓系细胞；PD-L1 在抗原提呈细胞和多种组织中都表达。PD-1 和 PD-L1 这俩蛋白，平时的功能是防止免疫细胞误伤正常细胞。正常细胞表面表达 PD-L1，免疫细胞表面表达 PD-1，它俩是一对鸳鸯，一旦结合，免疫细胞就知道，对方是好细胞。但这个机制被一些聪明的癌细胞学会了，成为癌细胞抑制免疫细胞的一个关键套路。癌细胞通过表达大量 PD-L1 蛋白来结合免疫细胞表面的 PD-1，从而欺骗免疫细胞，传递一个错误信号：对方是好细胞，别杀它。PD-1 抑制剂也好，PD-L1 抑制剂也好，作用原理很类似，就是棒打鸳鸯，把它俩强行拆开，恢复免疫细胞对肿瘤细胞的攻击，达到抗肿瘤的目的。

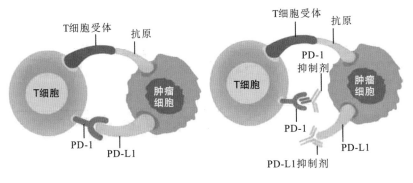

抗 PD-1/PD-L$_1$ 治疗

第七章 肺癌的免疫治疗

截止目前,已有 5 种 PD-1 抑制剂在欧美几十个国家上市,包括 2 种 PD-1 抗体和 3 种 PD-L1 抗体。分别是:Nivolumab(商品名 Opdivo,简称 O 药);Pembrolizumab(商品名 Keytruda,简称 K 药);Atezolizumab(商品名 Tecentriq,简称 T 药);Avelumab(商品名 Bavencio,简称 B 药);Durvalumab(商品名 Imfinzi,简称 I 药)。国产的类似药物有很多,大多数还处于临床试验阶段,目前国内获批的 PD-1 抑制剂有君实生物的特瑞普利单抗、信达生物的信迪利单抗和恒瑞医药的卡瑞利珠单抗。

在某些病人中,免疫疗法效果不错,比如经典型霍奇金淋巴瘤,或是 MSI－H/dMMR 亚型的病人。但如果完全不加检测和挑选,如 PD-L1 蛋白检测和 TMB(肿瘤突变负荷)检测,在绝大多数实体瘤病人中,单独使用 PD-1 抑制剂的有效率其实并不高,通常在 $10\% \sim 25\%$。如何找到更好的"疗效预测标记物"(生物标记物),筛选合适的病人则是下一步研究的重中之重。

57. 什么样的病人适合抗 PD-1/PD-L1 治疗?

PD-1/PD-L1 类免疫药物属于广谱抗癌药,对多种癌症都能起效。O 药(Opdivo)和 K 药(Keytruda)的 OK 组合是临床数据最多的,他们因为各自数据都良好,在很多个适应证中被批准了。比如 O 药,已获批 15 个适应证,用于治疗 8 种不同的肿瘤,包括黑色素瘤、非小细胞肺癌、肾癌、霍奇金淋巴瘤、头颈癌、膀胱癌、MSI-H 型结直肠癌和肝癌。而 K 药也不少。如何找到更好的"疗效预测标记物"(生物标记物),筛选合适的病人使用 PD-1/PD-L1 抑制剂是目前整个肿瘤免疫治疗领域最热的研究课题。基因检测是否有必要,很大程度上,将取决于未来找到什么样的生物标记物。

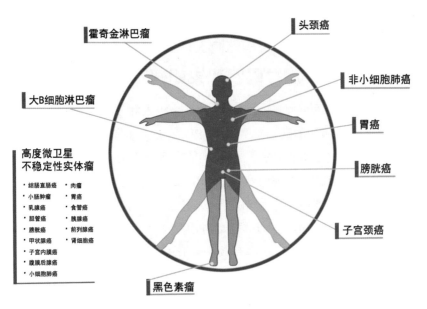

霍奇金淋巴瘤

头颈癌

非小细胞肺癌

大B细胞淋巴瘤

胃癌

膀胱癌

高度微卫星
不稳定性实体瘤

· 结肠直肠癌   · 肉瘤
· 小肠肿瘤   · 胃癌
· 乳腺癌   · 食管癌
· 胆管癌   · 胰腺癌
· 膀胱癌   · 前列腺癌
· 甲状腺癌   · 肾细胞癌
· 子宫内膜癌
· 腹膜后腺癌
· 小细胞肺癌

子宫颈癌

黑色素瘤

免疫治疗适应证

58. 对于 EGFR 或 ALK 突变病人,如何选择免疫治疗?

毫无疑问,对于 EGFR 或 ALK 突变病人,首选靶向治疗。靶向治疗,顾名思义,靶向打击,属精准治疗范畴。靶向治疗有明确靶点(驱动基因)、明确的疗效预测因子、更有高达 $70\% \sim 80\%$ 的有效率,因此对于此类病人靶向治疗是一线治疗的不二选择。而免疫治疗属广谱抗肿瘤治疗,目前疗效预测因子欠佳,总体也有效率不高,因此临床上对于 EGFR、ALK 突变病人免疫治疗多用于靶向治疗耐药后的治疗。

59. 一线使用靶向治疗后还有机会使用免疫治疗吗？效果如何？

靶向药耐药是大多数使用靶向药的病人和家属都感到头疼的问题，那么靶向药耐药后能否使用 PD-1 呢？目前标准治疗仍为化疗＋抗血管生成治疗，对于免疫治疗数据仍不充分。一般不推荐免疫检查点抑制剂单独治疗，除非 PD-L1 表达大于 90%，当然在完全没药使用或身体不耐受情况下使用也未尝不可。另外 IMpower150 研究提供了另一个方案，靶向治疗后可以考虑化疗＋抗血管生成治疗＋免疫治疗，总体有效率对比化疗＋抗血管生成治疗优势不太明显。要不要使用这种豪华方案，只能根据病人身体状态和家庭情况决定了。

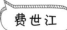
费世江

第八章
肺癌的放疗

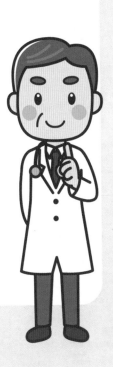

60. 什么样的病人需要做放射治疗？

"放疗"是放射治疗的简称，是利用聚焦、高能量的放射线，破坏肿瘤细胞的遗传物质 DNA，使其失去再生能力，从而杀伤肿瘤细胞。对于早期肺癌病人应首选手术治疗，如果因为各种原因无法手术，立体定向放疗可以取得类似手术的治疗效果。比如原位癌和浸润性腺癌，无论采用手术或立体定向放疗，其 5 年生存率均可达 55%～70%。对于肺癌Ⅲ期病人，我们称为'局部晚期'。这类病人通常肿瘤较大，不建议直接手术治疗；有手术可能者，应建议诱导放、化疗，等肿瘤缩小后，再进行手术治疗。手术后的病人也需要放疗"助一臂之力"，对于那些接受根治性手术治疗后复发、接受根治性手术完整切除后的术后病理提示，有纵隔淋巴结转移的非小细胞肺癌、术后病理提示有淋巴结转移的小细胞肺癌病人，术后放疗可以将复发率从 60%降低到 20%～30%，并将其生存率提高 5%。晚期肺癌的治疗应以全身治疗为主，但在某些特殊的病人中，局部治疗特别是放疗仍然具有重要的作用。

 61. 根据放疗的目的，放疗分成哪几种？

在肺癌的治疗中，放疗根据治疗目的分为单纯根治性放射治疗、辅助放疗、姑息性放射治疗、挽救性放疗。

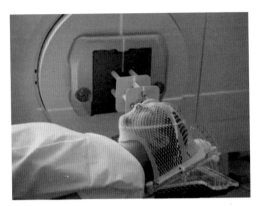
放疗治疗中

 62. 术后辅助放疗适合什么样的病人？

术后放疗：针对因肿瘤及重要器官粘连而切除不彻底、有肉眼观察残留者；病理证实切缘阳性、转移淋巴结未清扫或清扫不彻底者，以及根治性手术后复发及术后有高位因素病人的预防性治疗。

 63. 什么样的病人可以做根治性放疗？

根治性放疗就是指各种早期肿瘤通过放射治疗可以达到根治的。对于不能手术或不愿意手术的早、中期肺癌和病灶局限于一侧肺野或同侧肺门及纵隔淋巴结转移的肺癌病人可进行根治性放射治疗。

 64. 放疗是如何实施的？

肿瘤放射治疗是利用放射线治疗肿瘤的一种局部治疗方法；

即给一定体积的肿瘤准确的、均匀的剂量,而周围正常组织剂量很小的情况下,根治了恶性肿瘤。放疗的过程如下:①放射肿瘤医师通过各类检查如胸部增强 CT、纤维支气管镜下肺组织取材活检术、术后病理检查、免疫组化、基因检测等结果明确诊断,判断肿瘤范围,做出临床分期,了解病理特征;②通过肿瘤分期等各类信息综合评估需行根治、姑息、综合或单一放射治疗;③确定放射源:常规照射、三维适形照射、调强放射治疗、腔内放射治疗等;④制作病人固定装置与身体轮廓;⑤模拟机下摄片或 CT 模拟;⑥确定放疗靶区体积、肿瘤体积及剂量、危及器官及剂量;⑦放射物理师制定治疗计划、设计照射野并计算最佳方案;⑧由放射肿瘤医师确定治疗计划;⑨验证治疗计划。

 65. 早期肺癌的老年体弱病人,不能耐受手术,能否做肺部立体定向放疗(SBRT)或射波刀放疗? 有什么优势?

早期肺癌的老年体弱病人,不能耐受手术,可以做肺部立体定向放疗或射波刀放疗;SBRT 特别适合于手术难以达到的肿瘤位置、位于靠近重要器官和解剖部位、需要治疗的肿瘤主体在体内移动的病人。其在最大限度提高目标照射剂量的同时,可以最大限度减少目标周围正常组织照射剂量。使用大剂量照射的目的是消除肿瘤,获得永久性的局部控制,其因无创性、精准性、剂量高度集中在肿瘤而周围正常组织得到保护、分次少、治疗时间短、治疗中无任何不适感觉的特点适用于早期肺癌的老年体弱病人。而射波刀是全球最新型的全身立体定向治疗设备。它的优势在于可治疗全身各部位的肿瘤,只需 3～5 次的照射,即可杀死肿瘤组织,是唯一综合"无伤口、无痛苦、无流血、无麻醉、恢复期短"等优势的放射手术形式,病人术后即可回家。

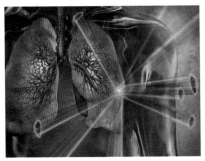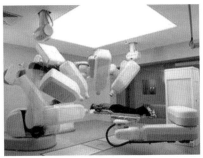

肺部立体定向放疗

66. 肺部放疗有哪些并发症？副反应大不大？

肺部放疗可能存在如下并发症:①局部反应:放疗区域皮肤瘙痒、色素沉着及脱皮、湿疹、水泡、糜烂、破溃等;②全身反应:可出现精神不振、食欲下降、身体虚弱、乏力、恶心、呕吐等;③可出现放射性食管炎,表现为咽喉部、胸部烧灼样疼痛,出现吞咽困难等;④可出现放射性脊髓病:即肺部放疗时脊髓受量过高造成病人瘫痪等严重不良后果;⑤可出现放射性肺炎、肺纤维化,其症状与一般肺炎无特殊,表现为咳嗽、咳痰、发热、胸痛、气短等;⑥心脏受量过高时可出现心肌损失、心包炎等症。肺部放疗存在一定副反应,但在放射肿瘤医师精确勾画靶区与危及器官、精确制定剂量、准确制定放疗计划后都可尽可能规避如上副作用,利大于弊。

67. 晚期肺癌病人能否做肺部放疗？

肺癌病人到了晚期，可能会引起癌细胞的扩散和转移，甚至会引起严重的咯血，所以可以采取有效措施来控制病情的发展。肺癌晚期治疗已不能采取手术切除病灶，放、化疗是比较有效的方法，化疗能够通过药物控制全身肺癌细胞的发展，在化疗控制肿瘤的同时，给予肺部病灶放疗，能够更好地控制肺部病灶，达到更好的治疗效果。

 68. 肺癌骨转移病人为什么要做骨放疗？骨放疗有什么副作用吗？

因为骨是肺癌转移的好发部位，其中腺癌骨转移发生率最高，其次为小细胞肺癌和鳞癌，转移的病灶以多发为主，主要为肋骨和颈、胸、腰椎。骨转移早期一般无任何症状，后易发骨痛或病理性骨折，多表现为病变部位局限的、有明确压痛点的疼痛。骨转移并非威胁生命的原因，但如果肿瘤转移至机体承重骨，如颈椎、胸椎、腰椎、股骨等部位，则可造成瘫痪等严重后果，因此肺癌出现骨转移的病人应及时行骨放疗。放射治疗可对骨转移灶给予大剂量、短疗程的治疗，起到缓解疼痛并杀灭癌细胞、控制病灶发展的作用。约50%的病人在放射治疗后疼痛可完全缓解，约75%的病人疼痛可显著减轻。

出现骨髓抑制。所谓骨髓抑制就是指放射性照射后骨髓的造血功能被抑制，周围血细胞数量减少，即人体内的白细胞、红细胞、血小板大幅降低；放疗骨髓抑制时病人可无明显症状反应，在伴随感染时可出现相关症状，如头晕、乏力、四肢麻木、睡眠质量差、发热、感染、出血等，这种抑制作用不是终身的，通过对症处理后大多可缓解。

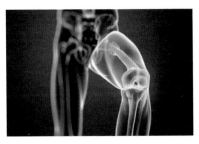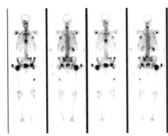

骨放疗

 69. 做了放疗，回家对家人有影响吗？

无影响。无论是从外部射入体内的"外照射"，还是通过设备进入体内的"内照射"，在结束治疗、移除装置后都不会有任何射线残留在病人体内。因此，病人在结束治疗回家后，身上并没有放射源，也不会有辐射，不会影响家人的健康。

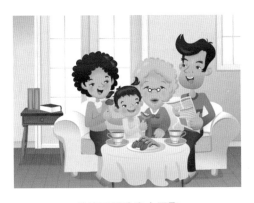

放疗不影响家人团聚

张瑞光

第九章

肺癌的临床试验

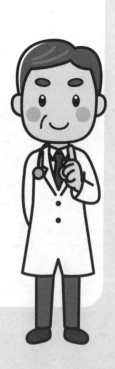

70. 什么是肺癌临床试验?

肺癌临床试验是指医学上诊断为肺癌(通过组织学或细胞学确诊)的病人进行的药物或其他探索性的系统性研究,以证实或发现试验药物的作用、不良反应,并了解其体内代谢情况或其他探索性目的等。肺癌试验的目的是确定试验药物的疗效与安全性或确定精准及规范化的治疗。通过肺癌受试者的临床试验为肺癌领域新药上市提供其安全性、有效性及不良反应的科学依据,为肺癌领域治疗技术上更精准及规范化的治疗提供科学依据。同时肺癌临床试验也是推动人类肿瘤医学向前发展的重要手段。

 ## 71. 参加临床试验是不是被当成小白鼠?

所有的临床试验都必须含有两个必不可少的重要方面:①保护人类受试者(参加临床试验的病人统一称为受试者)的安全和权益;②保证试验数据及结果的科学性、准确性和可靠性。2001 年 12 月 1 日起实施的《中华人民共和国药品管理法(试行)》明确规定药物临床试验机构必须执行《药物临床试验质量管理规范》。概括来说,所有的临床试验必须遵循三项原则:伦理道德原则、科学性原则及《药物临床试验质量管理规范》与现行法律法规。而从医学的产生和发展史来看,没有人体试验便没有现代医学,也不会有医学的发展与进步。临床试验的最终目的是减轻病人的痛苦,提高大众的健康水平,造福于人类。临床试验基于在人体内进行相关研究,有可能对参加试验的受试者带来潜在风险,甚至有时是致命的伤害。因此伦理道德原则被排在首位,我们严格遵守,保护受试者的权益、健康和安全。

简单来说,为了保护参加临床试验的受试者,需要遵循以下基本原则:

(1)以人体为试验对象时必须事先征得受试者的自愿同意,使其被尊重,有权自己做出是否参加临床试验的选择,对没有行为能力的受试者,需要获得其监护人或父母的同意,同时要证明"该临床试验对促进代表人群的健康是必要的"及"该临床试验无法由具有法定行为能力的人完成"。

(2)人体试验应该建立在动物实验和之前已获得的知识的基础上。

(3)涉及人的医学临床试验中,对受试者利益的保护的考虑应优先于对所有科学和社会利益的考虑。

(4)受试者可以在任何时候自由决定退出临床试验。

(5)临床试验实施过程中应当避免对受试者造成不必要的生理和心理上的伤害及痛苦。

(6)如果继续进行试验将导致受试者的伤害、残障甚至死亡,应随时终止试验。

(7)要求由独立的伦理委员会对临床试验的合理性进行审查并批准实施,且该伦理委员会必须遵守中华人民共和国的法律法规。

(8)临床试验必须由合格的科学人员(如符合资格的医务工作者等)进行,保护受试者免于受到伤害。

因此,受试者参加临床试验并不是当小白鼠。

72. 参加临床试验有什么好处？

对于疾病复发或难治的病人来说，目前市场上的药物已经没有好的治疗效果时，参加临床试验是首选的治疗方式。病人可以得到新药治疗或新技术治疗。

对于经济困难的病人，参加临床试验可以减轻其经济负担。临床试验中，试验相关的药物可以免费为病人提供。同时，病人可以免费进行与试验相关的各项检查（如体格检查、血液检查、影像学检查等）。

病人在参加临床试验的过程中，可以得到这项试验中的医疗团队（包括教授、主治医师、护理人员、专业的试验人员等）对其进行规范的治疗和随访，整个试验期间可以获得良好的就医服务。

当然，病人参加的临床试验除了个人受益之外，有可能对其他患有同样疾病的病人的治疗做出巨大贡献，为肿瘤医学事业的发展提供科学依据。

第十章
肺癌的疼痛治疗和姑息治疗

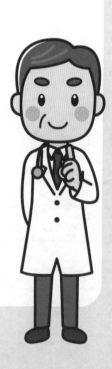

73. 癌痛原因和发病机制有哪些?

癌痛的原因

疼痛"是一种与实质上或潜在的组织损伤相关的独立的情感体验,或者类似的损伤"。疼痛是个体的一种体验,因此它是主观的。疼痛是最常见的癌症相关症状之一,被列为第五大体征,也是病人最恐惧的症状之一,癌症疼痛可能发生在癌症的各个阶段,影响病人的治疗及生活质量。癌痛的原因多种多样,可以概括为两个方面的因素:躯体因素和社会心理因素。

1)躯体因素:

(1)癌症本身引起各种疼痛:肿瘤压迫,骨、神经、内脏、皮肤、软组织的浸润和转移等。

(2)癌症治疗有关的疼痛:如手术后手术切口瘢痕,神经损伤;化疗后静脉炎、中毒性周围神经病;放疗后局部损害、周围神经损伤纤维化。

(3)与癌症有关的疼痛:衰弱、不动、便秘、压疮、肌痉挛等。

(4)与癌症无关的疼痛:骨关节炎、动脉瘤、糖尿病性末梢神经痛。

2)社会心理因素:各种不良情绪如恐惧、焦虑、抑郁、愤怒、孤独引起或加重疼痛等。

癌痛的发病机制

疼痛是由痛觉感受器、传导神经和疼痛中枢共同参与完成的一种生理防御机制,虽然癌痛的发病机制尚未完全清楚,但一般认为癌症疼痛的机理如下。①肿瘤占位效应,压迫神经纤维,持续激发疼痛性放电;②组织细胞破坏,释放疼痛物质;③组织破坏激活一系列酶系统,产生强力疼痛物质缓激肽;④细胞破坏后产生游离的花生四烯酸,经环氧酶作用产生前列腺素,后者能增强缓激肽的作用;⑤神经组织本身受损害,引起神经源性疼痛;⑥社会心理因素引起的心理性疼痛。

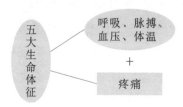

2000 年后疼痛成为第五大生命体征已经得到世界公认

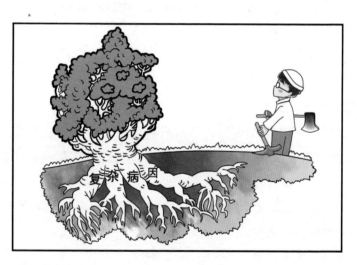

疼痛病因复杂,标本兼治

74. 癌痛的临床表现有哪些？癌痛如何诊断？

疼痛的临床表现多种多样，取决于疼痛的性质、部位、程度和社会心理因素。

疼痛根据发作的时间可分为：①急性疼痛：疼痛存在，少于2个月。②慢性疼痛：持续3个月或以上。急性疼痛可以转化为慢性，慢性疼痛可以急性发作。

根据肿瘤病理的不同，肿瘤的疼痛部位和性质表现多样：①内脏性疼痛：钝性、绞榨样疼痛，定位不准确。②躯体性疼痛：定位明确、刀割样、针刺样疼痛。③神经病理性疼痛：自发的、烧灼样、触电样疼痛。

疼痛是一种主观感受，与病人对疼痛的耐受有关，与病人的心理密切相关。

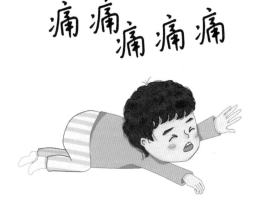

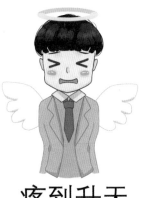

癌痛的诊断:包括癌痛性质的诊断和癌痛强度的评估。

(1)诊断依据:一般病史;疼痛史,必须详细了解,确定疼痛的原因和性质;疼痛部位;疼痛时间;疼痛性质;可能改变疼痛的因素。

(2)疼痛强度的评估:数字分级法(NRS);根据主诉疼痛程度分级法(VRS);视觉模拟法(VAS);疼痛强度评分 Wong-Baker 脸。

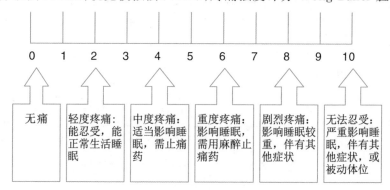

疼痛程度的分级

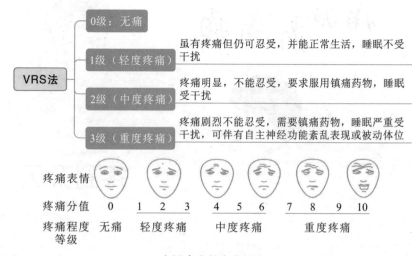

主诉疼痛程度分级法

75. 什么是三阶梯镇痛原则？

癌症疼痛是一个普遍的世界性问题,有效的止痛治疗,尤其对于晚期癌症病人改善生活质量非常重要,是 WHO 癌症综合规划中的四项重点之一(即早期预防、早期诊断、根治性治疗和缓解疼痛)。癌痛治疗的三阶梯止痛治疗的原则包括以下 5 个方面。

(1)按阶梯给药。是指止痛药物的选择应根据疼痛程度由弱到强按顺序提高,除非是重度疼痛。这类药物分别为非阿片类、弱阿片类、强阿片类,另外根据疼痛的病理生理选择联合应用辅助药物。

第一阶梯使用阿司匹林、对乙酰氨基酚或其他非甾体类抗炎药物治疗轻度疼痛。

辅助药物主要用于增强止痛效果,治疗使疼痛加剧的并发症,在治疗特殊的疼痛时,辅助药物可产生独立止痛作用,因此可用于任何阶梯中。

如果疼痛持续或加剧,则应选用第二阶梯药物。

第二阶梯为弱阿片类,代表药物为可待因、奇曼丁。

第一、二阶梯药物在使用时,其镇痛作用有"天花板效应"。

第三阶梯药物为强阿片类,代表药物为吗啡,此阶梯药物没有"天花板效应"。

如果病人就诊时疼痛已在中度疼痛,则应该从第二阶梯开始治疗。

(2)口服给药。在可能的情况下,力争口服给药。这种方法方便、经济。既可免除创伤性给药的不适,又能增加病人的独立性,有利于长期用药。

(3)按时给药。按药物有效时间间隔给药,即下一次剂量在前次剂量效果消失前给予,维持有效血药浓度,如每 4 小时给药一次,而不是按需给药(出现疼痛时给药),使病人的疼痛得到持续的缓解,可减少病人不必要的痛苦及机体的耐受性。

(4)用药个体化。阿片类药物的用药剂量个体差异很大,应根据病人情况进行调节,初次给药时需剂量滴定,而无标准剂量。理论上讲,能使疼痛得到控制而无大的副反应的剂量就是合适的剂量。因此,进行剂量滴定是成功控制癌痛的关键。

(5)注意具体细节。对应用止痛药的病人应注意监护,密切观察其反应,尽可能使病人在获得最佳疗效的同时副反应最小。

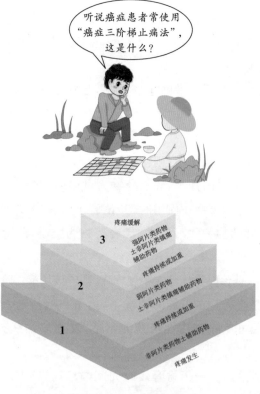

三阶梯止痛治疗按阶梯给药

76. 使用吗啡镇痛会不会上瘾？

一般不会。根据 WHO 推出三梯度镇痛治疗法，在合理使用现有药物的前提下，癌症病人（治疗癌痛）使用吗啡而致成瘾性的概率约为 0.03%。也就说在合理用药的情况下，成瘾性并不是一个很大的问题。癌痛病人使用吗啡是为了镇痛，药物成瘾则是因为产生了欣快感，而镇痛感≠欣快感。

癌痛治疗与吸毒的不同点

项目	癌痛治疗	吸毒
1.目的	解除疼痛	追求欣快感以烫吸
2.方法	以口服为主	静脉注射为主
3.用药剂量	多以毫克计算	多以克计算
4.用药品种	非阿片类 弱阿片类及复方制剂 强阿片类（以缓释为主）	强阿片类
5.用药后的感觉	缓解疼痛，无欣快感	有欣快感
6.生理依赖性	轻，可消除	重，不易消除
7.对停药的态度	自愿	被迫

 77. 病人在家，如何调节止痛药的用量？

病人在家调节止痛药，首先是按三级阶梯的方式，顺序地使用逐步增强的止痛药物，即第一步使用非阿片类止痛药；当使用推荐的药物剂量和给药次数而不能止痛时，用针对轻度到中度疼痛的弱阿片类止痛药;若此种用药仍不能止痛,则改用针对中度到重度疼痛的强阿片类药物代替。非阿片类止痛药以阿司匹林和芬必得最为常用。用于轻度到中度疼痛的弱阿片类止痛药以可待因最常用。用于中度到重度疼痛的强阿片类止痛药为吗啡或羟考酮,此外治疗癌痛的辅助药物,尚有安眠药、抗焦虑药、皮质类固醇等。

其次,阿片类镇痛药是癌症疼痛治疗的主要药物,掌握其滴定方法非常必要。

剂量滴定增加幅度参考标准表

疼痛强度 NRS	剂量滴定增加幅度
7～10	50％～100％
4～6	25％～50％
0～3	≤25％

阿片类药物剂量换算表

药物	非胃肠给药	口服	等效剂量
吗啡	10 mg	30 mg	非胃肠道:口服=1:3
可待因	130 mg	200 mg	非胃肠道:口服=1:1.2 吗啡(口服):可待因(口服)=1:6.5
羟考酮		10 mg	吗啡(口服):羟考酮(口服)=1.5～2:1
芬太尼透皮贴剂	25 μg/h		芬太尼透皮贴剂(μg/h)每 72 小时剂量=口服吗啡剂量(mg/d)×1/2

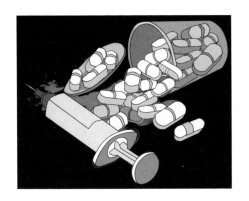

镇痛治疗

 # 78. 什么是姑息治疗？目的是什么？

WHO 1990 年对姑息治疗的定义：姑息治疗医学是对那些所患疾病对根治性治疗无反应的病人的积极的、整体的关怀照顾。其目的是镇痛，控制其他症状和减轻精神心理、社会的创伤，为病人及其亲人获得尽可能好的生命质量。

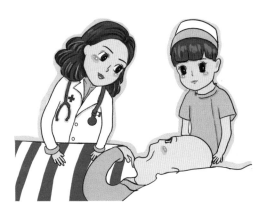

关怀照顾

79. 姑息治疗的病人如何护理？

姑息治疗病人的护理包括如下方面。

（1）重视基础护理。病人的口腔/皮肤/饮食等各项基础护理工作。

（2）舒适环境。努力为病人创造舒适安静的修养环境。

（3）控制疼痛。有效控制疼痛。

（4）心理护理。此期病人情绪波动较大，心理护理非常重要。尽量满足病人的心理需要。

（5）病人的尊严。要注意维护病人的自我尊严。

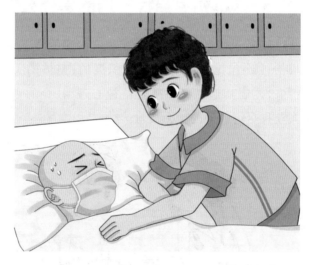

加强护理

费世宏

第十一章

肺癌脑转移

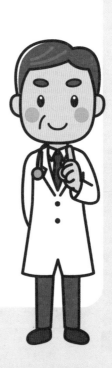

80. 什么是肺癌脑转移?

2017 年国家癌症中心发布的中国最新癌症数据显示,全国每年约有 1 万人确诊为癌症!而在所有癌症中,肺癌是发病率、死亡率均排第一的癌症!近年来,随着肺癌发病率的上升、诊疗技术的不断发展和病人生存期的延长,肺癌脑转移的发生率和诊断率也逐年升高。肺癌中有 85％是非小细胞肺癌(NSCLC),所有 NSCLC病人首诊时约 20％存在脑转移,而在治疗过程中约 50％的病人会发生脑转移。脑转移是影响病人生存及生活质量的重要因素之一。

那么,什么是脑转移呢?肿瘤细胞从原发病灶通过淋巴道、血管或体腔等途径,到达身体其他部位继续生长的这一过程称为转移。肺癌细胞转移到脑部即称为肺癌脑转移。

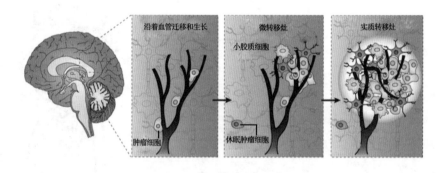

肺癌脑转移

 81. 肺癌脑转移的症状有哪些?

脑转移主要分为脑实质转移和脑膜转移。约 30％的肺癌脑转移病人可无症状,仅通过检查发现,脑实质转移瘤的临床表现主要包括共性的颅内压增高、特异性的局灶性症状和体征。

颅内压增高的症状和体征主要表现为头痛、呕吐和视神经盘水肿,除这三个主征外,还可出现复视、黑蒙、视力减退、头晕、淡漠、意识障碍、二便失禁、脉搏徐缓和血压增高等征象。症状通常进行性加重,当转移瘤囊性变或瘤内卒中时可出现急性颅内压增高的症状。

局灶性症状和体征:肺癌脑转移的临床症状与转移瘤所在部位处神经的功能及肿瘤的大小密切相关。

(1)精神症状:常见于额叶肿瘤,可表现为性情改变、反应迟钝、痴呆等。

(2)癫痫发作:额叶肿瘤较多见,其次为颞叶、顶叶肿瘤,可为全身阵挛性大发作或局限性发作。

(3)感觉障碍:为顶叶转移瘤的常见症状,变现为两点辨识觉、实体觉及对侧肢体的位置觉障碍。

(4)运动障碍:表现为肿瘤对侧肢体或肌力减退或完全性上运动神经元瘫痪。

(5)失语症:见于优势大脑半球语言中枢区转移瘤,可表现为运动性失语、感觉性失语、混合性失语和命名性失语等。

(6)视野损害:枕叶及顶叶、颞叶深部肿瘤因累及视辐射,而引起对侧同象限性视野缺损或对侧同向性偏盲。

丘脑转移瘤可产生丘脑综合征,主要表现为:对对侧的感觉缺失和/或刺激症状,对侧不自主运动,并可有情感与记忆障碍。

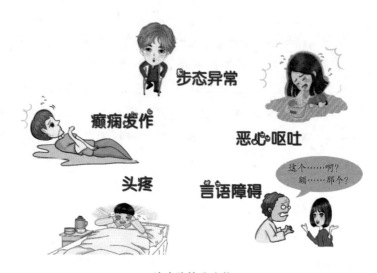

肺癌脑转移症状

 ## *82.* 如何知道是否发生肺癌脑转移?

（1）头颅磁共振（MRI）是首选：头颅 MRI 监测转移灶更敏感，MRI 平扫仅能发现 1.0 cm 以上的病灶，增强 MRI 可发现 0.3～0.5 cm 的病灶。

（2）CT：有头颅 MRI 检查禁忌证的病人应行 CT 检查。

（3）PET/MRI：将 MRI 与 PET 海量信息合二为一，强强联合，较常规 CT、MRI 和 PET 检查精确性大幅提升，以满足不同病变的临床诊断、指导治疗和疗效评估的需要。

（4）腰椎穿刺及脑脊液检查：腰椎穿刺可行脑脊液压力检测，收集脑脊液并完善脑脊液常规、生化及细胞学病理诊断检查，脑转移尤其是脑膜转移的病人可出现脑脊液压力增高、蛋白含量增高，如细胞学检查见癌细胞可明确诊断。

（5）分子病理检测：对于晚期腺癌或含腺癌成分的其他类型肺癌，应在诊断的同时常规进行表皮生长因子（EGFR）基因突变和间变性淋巴瘤激酶（ALK）融合基因等的检测。脑脊液标本经细胞学病理诊断后，如查见癌细胞，可以应用脑脊液标本中癌细胞和/或无细胞脑脊液上清作为基因检测的标本。

 ## *83.* 肺癌脑转移的治疗方式有哪些？

脑转移发生后严重影响生活质量，传统的治疗方法预后差。

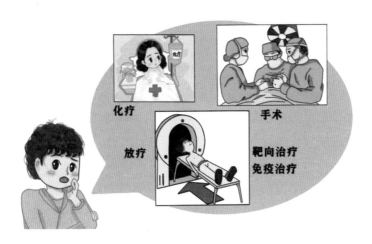

肺癌脑转移治疗方式

目前的治疗共识：肺癌脑转移病人的治疗应该在全身治疗的基础上，进行针对局部脑转移病灶的治疗，包括靶向治疗、手术、全脑放疗（whole brain radiotherapy，WBRT）、立体定向放射治疗（stereotactic radiotherapy，SRT）和化疗在内的多学科综合治疗，其目的是治疗转移病灶、改善病人症状、提高生活质量，最大限度地延长病人生存时间。

靶向治疗

靶向治疗大家已不再陌生,驱动基因阳性肺癌病人使用靶向药物可以延长生存期且生活质量更好。在驱动基因阳性的肺癌脑转移病人中,靶向药物已被临床试验证明有效,包括针对 EGFR 突变的抑制剂及 ALK 融合的抑制剂。EGFR-TKI 包括厄洛替尼、吉非替尼、埃克替尼、奥希替尼、AZD3759 等。其中,AZD3759 被认为是一个完全能穿透血脑屏障的 EGFR 抑制剂,但临床疗效有待验证。奥希替尼的血脑屏障穿透率为 $2.5\% \sim 16\%$。Ⅲ 期研究 AURA3、FLAUAR 的亚组分析分别提示了其对一代 TKI 耐药后 T790M 阳性病人伴脑转移,以及 EGFR 阳性初治病人伴脑转移具有一定疗效。

ALK 抑制剂包括阿莱替尼、克唑替尼、色瑞替尼、艾乐替尼、布加替尼、劳拉替尼。其中,克唑替尼和色瑞替尼血脑屏障渗透率低,临床数据显示脑转移应用潜力相对有限。阿莱替尼、布加替尼在克唑替尼耐药后脑转移病人中的颅内缓解率近 60%,显示出对脑转移良好的疗效。Ⅲ 期研究 ALEX 提示:ALK 阳性初治病人,阿莱替尼对比克唑替尼,显著降低了颅内进展率。也有初步的数据提示劳拉替尼治疗多个 ALK 抑制剂治疗的病人,颅内缓解率仍然维持在较高水平。

靶向药物治疗

靶点	国内已上市	国内未上市
EGFR	厄洛替尼、吉非替尼、埃克替尼、奥希替尼	AZD3759
ALK	克唑替尼	阿莱替尼、色瑞替尼、布加替尼

驱动基因阳性脑转移 NSCLC 病人的治疗药物:化疗药物(主要是含铂双药),抗血管生成药物(贝伐珠单抗、重组人内皮抑素)

和免疫治疗等。化疗在肺癌脑转移的治疗有限,现有证据来看培美曲塞联合铂类治疗脑转移有一定的优势。替莫唑胺是能透过血脑屏障的新型烷化剂,其与 WBRT 序贯或同步应用,尤其是同步应用,可提高颅内转移灶的疾病控制率,为 NSCLC 脑转移病人提供新的治疗方法,但缺乏确切的临床研究进展。

贝伐珠单抗联合化疗对于非鳞 NSCLC 脑转移病人是安全、有效的。脑转移病人使用化疗联合贝伐珠单抗或不联合贝伐珠单抗,脑出血的风险相似。一项真实世界数据提示化疗联合贝伐珠单抗治疗首诊非鳞 NSCLC 伴脑转移与不伴脑转移的病人生存期相近。

PD-1/PD-L1 抑制剂已经开启了晚期 NSCLC 治疗的新纪元。

手术

脑转移瘤病人是否适合手术切除需考虑肿瘤个数、大小和部位及组织学类型、病人的全身状况等。值得注意的是,脑转移的病人都是晚期,手术选择应该谨慎,对于颅内单发、部位适合、易于切除,且肿瘤或其水肿占位效应重或导致脑积水者应进行手术。

放疗

全脑放疗(WBRT)是脑转移瘤的主要局部治疗措施之一,可以缓解晚期肺癌脑转移病人的神经系统症状,改善肿瘤局部控制情况。

立体定向放疗在脑转移的治疗包括 SRS、分次立体定向放疗(FS-RT)和大分割立体定向放射治疗。对于 1~4 个病灶的脑转移瘤,单纯 SRT 比单纯 WBRT 具有生存优势,且能更好地保留认知功能。

抗血管生成治疗:贝伐珠单抗联合化疗对于非鳞 NSCLC 脑转移病人是安全、有效的,回顾分析多项临床研究结果显示,无论是否应用贝伐珠单抗,脑转移病人出现脑出血的风险相似。研究显示,贝伐珠单抗联合化疗一线治疗非鳞 NSCLC 伴或不伴脑转移 PFS 和 OS 相似。抗血管生成治疗可以改善颅内乏氧微环境,减轻脑水肿,对肺癌脑转移有益。

免疫治疗：2015 年 PD-1/PD-L1 抑制剂开启了晚期 NSCLC 免疫治疗新纪元。绝大多数 PD-1/PD-L1 抑制剂治疗晚期 NSCLC 研究都纳入了脑转移病人，但有严格的条件限制。就现有的数据来看，Atezolizumab、Nivoluamb、Pembrolizumab 初露头角，但均以小样本亚组、回顾或真实世界的数据为主，需大样本前瞻性研究进一步验证。

 84. 脑部放疗有什么副作用？

头部放疗的主要副作用就是神经系统的反应，会出现急性的恶心呕吐，记忆力的减退。中枢神经系统放射性损伤表现出的症状有脑水肿、颅内压增高，头痛、恶心、呕吐，疲劳、嗜睡、大脑局部坏死，记忆丧失，视觉丧失等。

 85. 没有症状的脑转移，有 EGFR 突变、要吃靶向药的病人，一定要做脑部放疗吗？

可以延迟做，BRAIN 研究已经证实，对于没有症状的脑转移，可以先服用靶向药，推迟全脑放疗时间。

 86. 肺癌脑转移的病人在家癫痫发作怎么办？

先是癫痫的应急处理，包括预防跌倒、预防舌咬伤等；再者是药物等干预，包括：①加服丙戊酸钠缓释片 500 mg，每日 2 次，观察脑转移瘤变化情况；②手术切除病变。

董晓荣

第十二章

小细胞肺癌的治疗

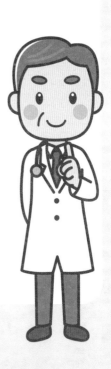

87. 小细胞肺癌的特点是什么?

　　小细胞肺癌,顾名思义,是病理特点为细胞小而呈短梭形或淋巴细胞样,胞质少,形似裸核的肺来源恶性肿瘤。是一种未分化癌,包括燕麦细胞型、中间细胞型和混合燕麦细胞型。约占肺癌发病率的 20%,与吸烟史密切相关。多数病人因胸痛、声音嘶哑、呼吸困难、面部水肿及颈静脉曲张等就诊。病灶主要为中央型,伴有多发纵隔淋巴结转移,淋巴结多融合成团,部分病人伴有副瘤综合征。典型的副瘤综合征表现为顽固性低钠血症、重症肌无力等。对比非小细胞肺癌,小细胞肺癌恶性程度高、倍增时间短、转移早而广泛,对化疗、放疗敏感,初治缓解率高,但极易发生继发性耐药,容易复发。目前小细胞肺癌的主要治疗方式仍然以传统的化疗和放疗为主,总体预后不佳。

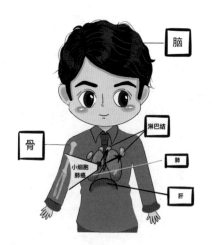

小细胞肺癌,转移到淋巴结、脑、肝脏、骨等部位

88. 小细胞肺癌病人有哪些治疗方法？

只有极早期的小细胞肺癌（$T_{1\sim2}N_0M_0$）病人建议接受手术治疗，术后辅助放化疗。其他没有转移的局限期小细胞肺癌的标准治疗是放疗联合化疗，广泛期小细胞肺癌则以化学治疗为主。靶向药物在小细胞肺癌中的发展远不及非小细胞肺癌。最新 CSCO 指南首次推荐国产多靶点靶向药物安罗替尼可以用于小细胞肺癌3线以上的治疗，是小细胞肺癌首个获批的靶向药物。免疫治疗近期在小细胞肺癌治疗中崭露头角，目前已经获批治疗二线及以上进展期小细胞肺癌。最新发表的文献证实，一线使用免疫联合化疗可以显著延长小细胞肺癌病人的无疾病进展时间和总生存时间，为病人带来生存获益。更多针对小细胞肺癌的免疫治疗临床试验正在开展中，最终结果如何仍需拭目以待。

 ## *89.* 小细胞肺癌有哪些化疗方案？

局限期小细胞肺癌化疗方案主要是依托泊苷联合铂类，广泛期小细胞肺癌可以使用依托泊苷或伊立替康联合铂类治疗。一项日本研究认为伊立替康联合铂类治疗在广泛期小细胞肺癌病人中可能具有更好的疗效，但该研究结果并没有在欧美人群中得到证实。二线及以上的治疗则可以选择拓扑替康、伊立替康、紫杉醇、多西他赛、吉西他滨、替莫唑胺、异环磷酰胺等药物。

90. 小细胞肺癌病人化疗有效后,为什么要做肺部放疗?

放射是治疗肿瘤的重要手段之一,是利用高强度放射线精确杀死肿瘤细胞的方法,约 70％ 的病人在肿瘤治疗过程中接受放射治疗。小细胞肺癌肿瘤细胞对放射线极为敏感,通过放射治疗可以有效地杀灭肿瘤细胞,并预防肿瘤复发。化疗按照一定的比例杀死肿瘤细胞,但无法做到完全杀灭。当肿瘤数目及体积缩小到一定程度后,及时补充放射治疗可以达到完全杀死肿瘤细胞的目的。同时,化疗后照射范围缩小,放疗副反应明显下降。因此,化疗后补充肺部放疗对延长小细胞肺癌病人生存至关重要。

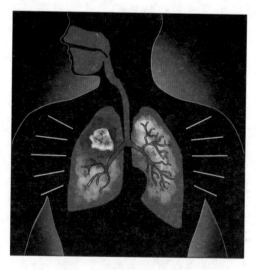

肺部病灶放疗

91. 小细胞肺癌病人为什么要做预防性全脑放疗(PCI)?

小细胞肺癌病人脑转移率高,局限期小细胞肺癌1年内脑转移率为40%,研究证实,预防性全脑放疗(PCI)可以显著降低脑转移发生率至15%,提高病人总生存率。广泛期小细胞肺癌PCI治疗仅降低了脑转移发生率,并没有改善病人总体生存率,因此PCI在广泛期小细胞肺癌中的运用目前仍存有争议。制定PCI治疗决策时应充分评估病人具体情况,不推荐年龄＞65岁、有严重的并发症、PS＞2分、神经认知功能受损的病人行PCI治疗。对于根治性手术及局部放化疗后全部缓解或部分缓解的小细胞肺癌病人推荐行PCI治疗,并应在手术或放化疗结束后3周左右开始。PCI之前应复查脑部增强MR以排除脑转移。对于广泛期小细胞肺癌病人行PCI治疗则需要充分的知情告知及评估。

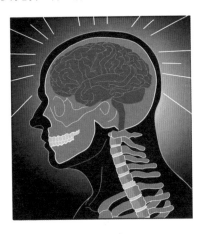

全脑预防性照射

92. 小细胞肺癌病人有靶向药吗?

由于小细胞肺癌不像非小细胞肺癌存在典型的致癌突变,因此,小细胞肺癌的靶向治疗药物研发一直停滞不前。安罗替尼是第一个获批用于治疗小细胞肺癌的靶向药物,是一个国内自主研发的多靶点酪氨酸激酶抑制剂,能有效抑制 VEGFR、PDGFR、FG-FR、c-Kit 等激酶,具有抑制血管新生和杀伤肿瘤细胞的作用。临床研究证实对照安慰剂,安罗替尼用于小细胞肺癌 3 线治疗可以显著延长病人生存时间。因此,最新的 CSCO 肺癌指南推荐安罗替尼用于小细胞肺癌 3 线及以上的治疗。

安罗替尼分子式

 ## 93. 小细胞肺癌病人能做免疫治疗吗?

小细胞肺癌的治疗方式和生存时间在近 10 年来没有任何突破,但免疫治疗为小细胞肺癌治疗带来了一丝曙光。PD-1 单抗

nivolumab(Opdivo,施贵宝)已经获批治疗二线以上的广泛期小细胞肺癌病人,标志着免疫治疗已经成为小细胞肺癌治疗的突破口,免疫治疗正在改变小细胞肺癌治疗的整体布局。IMPOWER133研究结果的发布让人们看到免疫联合化疗一线治疗小细胞肺癌可以显著延长病人的无进展生存时间和总生存时间,而更多的临床研究仍在进行中。除了免疫药物单用或联合化疗治疗局限期或广泛期小细胞肺癌,免疫治疗也开展了用于小细胞肺癌维持治疗的探索性研究,关于小细胞肺癌免疫治疗标志物的研究也在不断进行中。同时,针对小细胞肺癌的 CAR-T、靶向 NK 细胞、巨噬细胞的药物的研究也将使小细胞肺癌的免疫治疗更加全面。期待免疫治疗为小细胞肺癌病人带来更好的疗效,为病人提供更多的药物选择。

周 瑞

第十二章 小细胞肺癌的治疗

第十三章
肺癌的健康生活

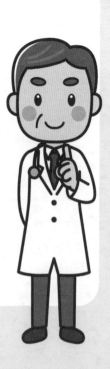

94. 肺癌病人适合什么样的锻炼方式？

　　病人诊断为肺癌后,可分为以下三个阶段:一是积极治疗和恢复期;二是恢复后的无疾病或疾病稳定期;三是晚期与临终关怀期。在不同的阶段,病人的运动需求也各不相同。

　　在治疗恢复期,已有研究表明,运动可以在癌症治疗期间进行,且是安全可行的,通过适当的运动,可以改善身体功能、缓解疲劳乏力、提高生活质量。建议接受化疗或放疗的肺癌病人,在治疗期间安排较低强度或较短时间进行锻炼如拉伸、散步、做操、打太极拳,且应尽可能多地维持规律的活动。同时注意运动锻炼以病人本人不感觉疲劳乏力为准。在恢复后的无疾病或疾病稳定期,应当强调积极的身体运动锻炼和健康科学的饮食习惯,以保持合

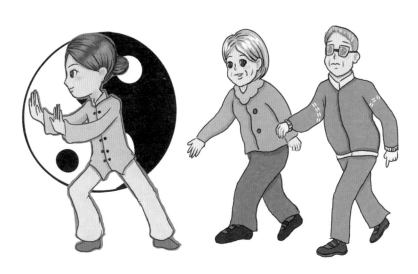

适当运动

适体重,促进身心健康,提高生活质量,延年益寿。一则,运动可以促进病人回归社会,减缓焦虑抑郁情绪;二则,运动本身可改善心血管功能,增加肌肉体质指数,减轻疲劳,因此,可显著提高病人的身心健康和生活质量。

但对于晚期肺癌病人,强调量力而行,根据自己个人具体的身体能力来决定是否运动和运动强度。有研究表明,在癌症诊断后,进行身体运动可以明显降低癌症复发的危险,改善癌症病人总体生存质量。但在安排运动锻炼与身体活动时应该注意一些特殊的状况,比如:年老腿衰或有骨转移或合并骨质疏松,或有肢体骨关节炎或周围神经病变者,要以平衡和安全为第一要务,防止跌倒和意外受伤;合并严重贫血的肺癌病人,除日常活动外,应在贫血纠正后方可安排运动和身体活动;合并骨髓抑制、免疫功能抑制的肺癌病人,至少应在血白细胞计数回复到安全水平方可安排运动和身体活动;存在严重疲劳乏力的肺癌病人,建议每日进行轻度的身体锻炼,以每日 10 min 左右为宜;接受放疗的肺癌病人,应尽可能避免强太阳光直接照射皮肤的运动,避免易接触含氯的运动,如游泳等;而部分留置导管或营养管道的肺癌病人,不宜安排游泳、戏水或其他易导致感染的运动方式,应尽可能避免导管滑脱。

肺癌病人在疾病的不同时期,根据自己本人的具体情况尽量安排适当的活动和运动锻炼,是切实可行的,是有益于肺癌病人的身心健康和生活质量的提高的,但安排具体的活动和运动锻炼项目和具体方式时,应该考虑到自己的体力状况、并发症情况、免疫功能状态等,仍以安全适量为第一要务。

95. 为什么要做呼吸操？如何做呼吸操？

肺癌病人由于自身原有疾病的影响,不可避免地出现呼吸功能下降。改善呼吸功能必须加强呼吸肌的锻炼。呼吸肌的锻炼分为非特异性和特异性两种。非特异性的呼吸肌锻炼指全身锻炼,如爬楼梯、气功、呼吸体操、吹气球等;特异性的呼吸肌锻炼主要通过增加呼吸负荷的方法来达到,如加压腹式呼吸练习。爬楼梯和吹气球是临床最常用的两种训练方法。其中,爬楼梯主要是通过吸与呼的配合,在运动中使病人增加膈肌活动,使胸部扩张,锻炼呼吸肋间肌等参与呼吸的重要肌群。吹气球法则可使气道正压增大,在扩张萎缩的细小支气管及肺泡作用明显,而且在不断用力吹的同时使膈肌得到一点程度的锻炼。

呼吸功能训练包括腹式呼吸和深呼吸训练。腹式呼吸是一种低耗高效的呼吸模式,可增加膈的活动度从而增加肺活量。将左、右手分别放于上腹部和前胸部,便于观察胸腹部运动情况,即将手按在上腹部,呼气时腹部下沉,手部稍微用力加压;吸气时闭口,空气经鼻孔进入,保持肩部和胸部放松,腹部徐徐隆起。逐渐延长呼气时间,使吸气和呼气时间之比达 1∶2～1∶3,每天训练2～3次,每次 10～15 min。掌握动作要领后,逐渐延长时间和增加次数。

缩唇呼吸:在进行缩唇呼吸操锻炼的时候,需掌握要领,坚持正确规范训练。病人取端坐位,双手扶膝,舌尖放在下颌牙齿内底部,舌体略弓起靠近上颌硬腭、软腭交界处,以增加呼气气流的阻力,口唇缩成"吹口哨"状。吸气时让气体从鼻孔进入,这样吸入肺部的空气经鼻腔黏膜的吸附、过滤、湿润、加温可以减少对咽喉、气道的刺激,并有防止感染的作用。每次吸气后不要忙于呼出,宜稍

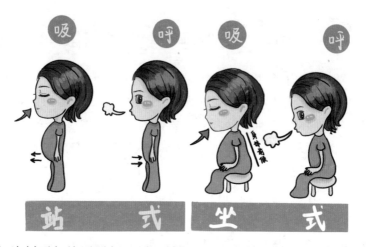

屏气片刻再行缩唇呼气,呼气时缩拢口唇呈吹哨样,使气体通过缩窄的口形徐徐将肺内气体轻轻吹出,每次呼气持续 4～6 s,然后用鼻子轻轻吸气。要求呼气时间要长一些,尽量多呼出气体,吸气和呼气时间比为 1∶2。按照以上方法每天练习 3～4 次,每次 15～30 min,吸气时默数 1、2,呼气时默数 1、2、3、4,就能逐渐延长呼气时间,降低呼吸频率。每次练习 10～15 min,以不感到劳累为宜,每天练习 3～4 次。

96. 肺癌病人如何调理饮食?

治疗期间少吃多餐以代替每日三大餐,给予高蛋白、高热量、高维生素、易消化的食物,合理搭配动、植物蛋白。忌油腻、油煎烧烤等热性食物及辛辣刺激性食物,如葱、蒜、韭菜、姜、花椒、辣椒、桂皮等。注意加强口腔护理,保持口腔的清洁卫生,以增进食欲。化疗期间应酌情使用止吐剂以缓解化疗药物导致的胃肠道反应。

(1)具有增强机体免疫、抗肺癌作用的食物,如薏米、甜杏仁、菱角、茯苓、山药、大枣、乌梢蛇、四季豆、香菇、核桃、甲鱼。

（2）咳嗽多痰宜吃白果、萝卜、芥菜、杏仁、橘皮、枇杷、橄榄、柿饼、荸荠、海带、紫菜、冬瓜、丝瓜、芝麻、无花果、松子、核桃、罗汉果、桃橙、柚等。

（3）发热宜吃黄瓜、冬瓜、苦瓜、莴苣、茄子、发菜、百合、苋菜、荠菜、马齿苋、西瓜、菠萝、梨柿、橘柠檬、橄榄、桑葚子、荸荠、鸭、青、鱼。

（4）咯血宜吃青梅、藕、甘蔗、梨、莲子、黑豆、豆腐、荠菜、茄子、牛奶、鲩鱼、甲鱼。

（5）放疗、化疗期间宜吃减轻副作用的食物，如蘑菇、桂圆、黄鳝、核桃、甲鱼、乌龟、猕猴桃、大枣、葵花籽、苹果、绿豆、黄豆、赤豆、泥鳅、鲩鱼、绿茶。

出现下列不适症状时饮食安排如下。

食欲不振:少量多餐代替三餐,进食前做可一些运动以刺激食欲。吃些开胃小点,以刺激食欲,如瓜粒、菠萝粒、酸梅汤,也可喝果汁如西瓜汁、梨汁、马蹄汁等。多吃蛋、奶和高热量、高蛋白的营养品,增强病人的抵抗力。健脾开胃食物包括薏米、山楂、大枣、莲子、无花果、猴头菇、冬菇、谷芽、麦芽等,可加适量的瘦肉。

恶心、呕吐:少吃多餐,如果不吃任何东西,恶心的现象会更严重。如果早上起身时觉得恶心,吃少量苏打饼、咸饼干、土司;缓缓吃,慢慢喝,细细地咀嚼;尝试吃酸的、咸的食物;有气的饮料也会有帮助,但腹胀的人士则避免喝有气饮料;吃冷盘或三明治等室温的冷食,热食有时会增加恶心呕吐的感觉;避免油炸、油腻、气味强烈的食物或煮食的气味。如果化疗或放疗引起恶心呕吐,在治疗前 2 h 不要吃东西。

口干:吃硬糖、棒棒糖、口香糖可以增加唾液,但需要经常漱口,避免蛀牙。甜食或柠檬水类的饮料帮助产生唾液(但不适用于口腔疼痛者)。在食物里拌入汤汁、肉汁以助吞咽。避免吃太咸的食物,因为会引起口干。吃润滑的食物,如豆腐、稀饭等。随身携带饮料,吸少量水分,保持口腔湿润。酒精会引起口干,避免用含酒精的漱口水及其他含酒精的饮料。可以进食清热滋阴生津的食物。如梨、甘蔗、西瓜、马蹄、甘笋、罗汉果、乌梅、猕猴桃、柑橘、蜜糖、豆浆等,榨汁或煲水饮;金银花、菊花、甘草泡茶饮用可减轻口干。

口腔溃疡及喉咙疼痛:避免会刺激口腔的食物,如很烫、很辣、很咸(腌制的食物)或酸的食物(醋、橙或西红柿),进软性或流质的食物。避免进食干、脆或粗糙的食物,譬如炸薯片、干果、饼干、烤面包等。将蔬菜切细切碎,或用搅拌机打碎后,加清汤、奶或绞肉,使之美味又易下咽。如果有口腔溃疡,可用吸管饮食。含冰块可缓解口腔的疼痛。餐前餐后清水漱口,保持口腔清爽干净可以预防感染,也可使用医生处方的漱口水,在进食前使用,可以减轻口腔疼痛。

 ## 97. 中医能治疗肺癌吗?

中医治疗的主要目的是减轻病人的症状,提高生活质量,延长生存期。中医治疗遵循的原则有扶正祛邪、综合治疗、标本缓急、因时因人因地制宜、治未病等,目前临床上以广泛采用中西医结合治疗的方法,通常为对症＋扶正＋抗癌中药。症状明显者以对症为主;正气虚者以扶正为主。中药治疗与化疗相结合,也可减轻化疗药物的不良反应,提高药物疗效。

98. 肺癌病人能行中医调理身体吗?

中医的局部治疗,能够在短时间内降低肿瘤负荷且效果明显,使宿主有机会恢复;整体治疗对肿瘤宿主的各方面都有影响,能够调整和恢复其功能,并且能够有效抑制肿瘤的转移和复发。局部治疗和整体治疗相结合,能够明显改善病人的生活质量和提高生存概率。具体的方法包括扶正培本,辅助人体的正气,调节气血、阴阳的不平衡,提高肿瘤病人的免疫力,控制肿瘤的发展如健脾理气、益气养阴、补肾培本、补血养血、活血化瘀、清热解毒、软坚散结、除痰祛湿、以毒攻毒及外治抗肿瘤法如各种中草药及针灸。

中医治疗可以明显地缓解疼痛,且无成瘾性,外敷也有一定的缓解疼痛疗效。中医针灸也可缓解癌症病人疼痛、恶心、呕吐、顽固性呃逆等症状。中医治疗除了改善症状外,还可以改善病人的体质,病人可以选择中医调节身体。

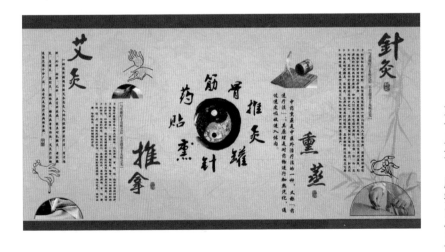

99. 肺癌病人及家属如何保持积极乐观的心态？

当病人知道自己病情后,可能悲伤得不能自抑,为自己不久于人世而悲痛。这种悲伤与难过是很正常的反应,首先家属的人生态度就要表现得积极乐观,告诉病人有人陪伴,共渡难关。除非病人要求独处,尽量地陪伴他,抚慰他,尽量和他贴近,仔细聆听病人的感受。引导病人将愤怒、悲伤的情绪发泄出来,如大声呼喊、哭泣、写日记、倾诉等。病人应建立良好的生活及饮食习惯,日间多活动,早睡早起,戒烟戒酒,睡前喝少量温热饮,温水泡脚,按摩双手双足。培养自己的兴趣爱好,如画画、书法、听舒缓的音乐、舞蹈、瑜伽等。还可以了解疾病及其治疗的相关方法,以消除对疾病的恐惧。避免对疾病没有根据的臆测,多与治疗效果良好、心情积极乐观的病友交流,可以增强对抗疾病的信心。

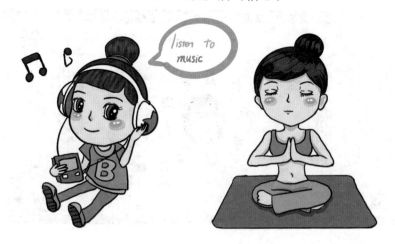

培养兴趣

家属在尽量支持病人、爱护病人的同时,应积极让病人对其自身的健康负责任,让其能主动参与自己的康复活动。鼓励及引导病人改变对疾病的看法,逐渐接受自我的改变,积极配合医生治疗,帮助病人建立自信心,重新鼓起生活的勇气。当病人情绪比较低落悲观时,可引导其回忆或是憧憬美好的时光,谈论疾病以外的话题,选择喜欢的电视节目、音乐或其他项目转移自身的注意力。病情好转时,也要常常陪伴病人。喜欢别人的关怀是人的天性,即使病情好转,关怀与支持仍须继续下去。在病情恢复期,治疗间期,在病人身体条件允许情况下,家属可以和病人一起进行户外活动、旅游等,将生活及精神的重心转移从疾病上转移开,感受生活的美好。

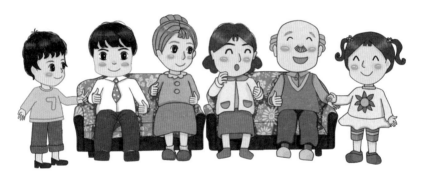

家庭积极配合治疗

柳丽娜